符培亮　王　伟　主编

膝关节常见运动损伤防治问答

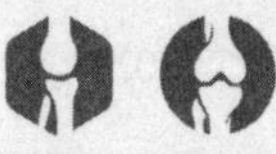

XIGUANJIE
CHANGJIAN
YUNDONG SUNSHANG
FANGZHI WENDA

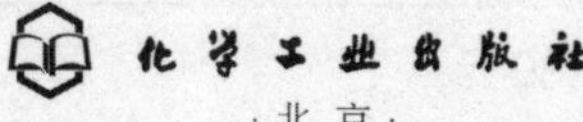

·北京·

内容简介

本书由海军军医大学第二附属医院（上海长征医院）关节外科团队合力编写。采用问答形式，介绍了膝关节解剖结构、膝关节损伤类型及病因、各种膝关节运动损伤的典型表现、膝关节运动损伤的临床评估和辅助检查、膝关节运动损伤的预防、膝关节运动损伤的治疗、膝关节运动损伤术后康复训练、膝关节镜和人工全膝关节置换术后常用辅助器具的使用、膝关节镜和人工全膝关节置换手术后及出院后常见问题。内容通俗、浅显易懂，具有科学性、实践性、可操作性。适合健身爱好者，以及膝关节运动损伤患者及家属阅读参考。

图书在版编目（CIP）数据

膝关节常见运动损伤防治问答 / 符培亮，王伟主编. —北京：化学工业出版社，2023.1

ISBN 978-7-122-42355-9

Ⅰ.①膝…　Ⅱ.①符…②王…　Ⅲ.①膝关节-运动性疾病-关节损伤-防治-问题解答　Ⅳ.①R684-44

中国版本图书馆 CIP 数据核字（2022）第 189100 号

责任编辑：戴小玲　　装帧设计：张　辉

责任校对：王　静

出版发行：化学工业出版社

（北京市东城区青年湖南街 13 号　邮政编码 100011）

印　　刷：北京云浩印刷有限责任公司

装　　订：三河市振勇印装有限公司

787mm×1092mm　1/32　印张 6¼　字数 78 千字

2024 年 2 月北京第 1 版第 1 次印刷

购书咨询：010-64518888　　售后服务：010-64518899

网　　址：http://www.cip.com.cn

凡购买本书，如有缺损质量问题，本社销售中心负责调换。

定　　价：39.80 元　

编写人员名单

主　编　符培亮　王　伟

副主编　纵雨晨　陈　松　张　雷　忻　慰　周　琦

编　者（排名不分先后）

符培亮　王　伟　纵雨晨　陈　松　张　雷

忻　慰　周　琦　李　想　钱嘉天　李世傲

陈严城　牛大伟　赵天磊　杨　帆　栾永乐

任　洁　黄贵苹　颜秉姝　王慧贤　秦柳华

袁　征　代文娜　潘彤彤　王海容

主　审　钱齐荣

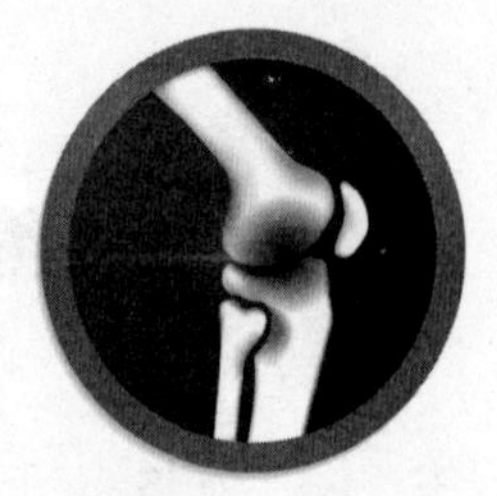

·前言·

膝关节是运动中最容易受伤的关节，全世界每年因膝关节损伤就医的人数约500万~600万人。随着我国体育健身运动的普及提高，膝关节运动损伤的发病率逐年升高，为相关的体育健身指导服务提出了新的要求和任务。因此，我们创作了本书。

本书采用问答形式，图文结合，介绍了膝关节解剖结构、膝关节损伤类型及病因、各种膝关节运动损伤的典型表现、膝关节运动损伤的临床评估和辅助检查、膝关节运动损伤的预防、膝关节运动损伤的治疗、膝关节运动损伤术后康复训练、膝关节镜和人工全膝关节置换术后常用辅助器具的使用、膝关节镜和人工全膝关节置换手术后及出院后常见问题，力求通过简单易懂的科学知识普及，将膝关节损伤的相关防治知识梳理出来，让健身爱好者和膝关节运动损伤患者及其家属从中获益。

感谢各位编者对内容、图片等相关资料的收集和整理尽心尽力，为本书的出版贡献了不可或缺的力量！

随着全民健身运动的深入展开，人民群众对生活质量的要求日益增高，还将有更多与运动损伤相关的医疗问题，需要我们去探索、实践、总结、提高认识、提高疗效。我们期盼和运动医学医疗同道共同为完成满足患者的需求与实现功能目标做出不懈努力！

编者

2023 年 8 月

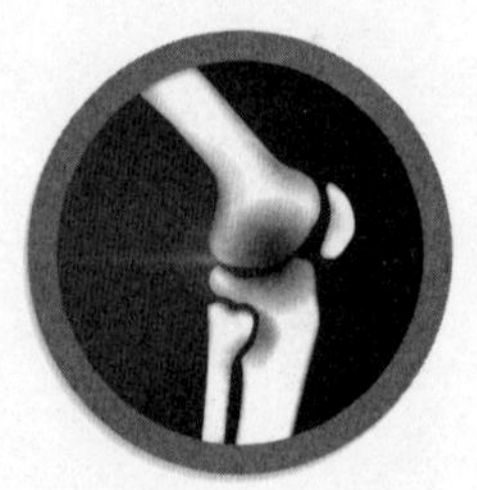

·目录·

第一章　认识膝关节 1

1. 膝关节是由哪些部分构成的？ 1
2. 正常的膝关节是如何工作的？ 4
3. 正常的膝关节具有哪些功能？ 5
4. 什么是半月板？ 7
5. 半月板的作用有哪些？ 9
6. 什么是交叉韧带？ 11
7. 交叉韧带的作用有哪些？ 12
8. 什么是侧副韧带？ 14
9. 侧副韧带的作用有哪些？ 16
10. 什么是关节软骨？ 17
11. 关节软骨的作用有哪些？ 19
12. 什么是髌骨？ 20
13. 髌骨的作用有哪些？ 22

第二章　膝关节损伤类型及病因 24

14. 膝关节损伤的类型有哪些？ 24

15. 什么是膝关节骨损伤？ 24

16. 什么是膝关节软骨结构损伤？ 28

17. 什么是膝关节韧带损伤？ 31

18. 容易引起半月板损伤的运动或动作有哪些？ 32

19. 容易引起前交叉韧带损伤的运动或动作有哪些？ 34

20. 容易引起后交叉韧带损伤的运动或动作有哪些？ 36

21. 容易引起侧副韧带损伤的运动或动作有哪些？ 38

22. 容易引起关节软骨损伤的运动或动作有哪些？ 41

23. 容易引起髌骨损伤的运动或动作有哪些？ 44

第三章　膝关节运动损伤的典型表现 47

24. 半月板损伤后的典型表现有哪些？ 47

25. 前交叉韧带损伤后的典型表现有哪些？ 49

26. 后交叉韧带损伤后的典型表现有哪些？ 50

27. 内侧副韧带损伤后的典型表现有哪些？ 52

28. 外侧副韧带损伤后的典型表现有哪些？ 54

29. 关节软骨损伤后的典型表现有哪些？ 58

30. 髌骨损伤后的典型表现有哪些？ 59

第四章 膝关节运动损伤临床评估和辅助检查 61

31. 半月板损伤的体格检查方法有哪些？ 61
32. 交叉韧带损伤的体格检查方法有哪些？ 64
33. 侧副韧带损伤的体格检查方法有哪些？ 66
34. 其他常用膝关节体格检查方法有哪些？ 67
35. 膝关节损伤主要的辅助检查手段有哪些？ 68
36. 如何理解辅助检查报告的内容？ 73

第五章 膝关节运动损伤的预防 79

37. 如何预防膝关节运动损伤？ 79

第六章 膝关节运动损伤的治疗 86

38. 膝关节运动损伤有哪些治疗原则需要遵循？ 86
39. 膝关节运动损伤保守治疗的方式有哪些？ 87
40. 口服消炎镇痛药治疗膝关节运动损伤会有哪些优点和不足？ 89
41. 口服保护软骨药物治疗膝关节运动损伤有哪些优点和不足？ 89
42. 局部封闭疗法治疗膝关节运动损伤有哪些优点

和不足？ 90
43. 玻璃酸钠关节腔注射治疗膝骨关节炎有哪些优点和不足？ 91
44. 富血小板血浆（PRP）注射治疗有哪些优点和不足？ 93
45. 膝关节损伤急性期如何处理？ 94
46. 膝关节损伤急性期使用固定装置（石膏、可调节支具）的方法和注意事项有哪些？ 95
47. 膝关节运动损伤手术治疗的方式有哪些？各有什么优缺点？ 97
48. 什么是膝关节镜手术？ 100
49. 膝关节镜手术的适应证有哪些？ 104
50. 膝关节镜手术的禁忌证有哪些？ 105
51. 什么是人工全膝关节置换术？ 105
52. 膝关节运动损伤进行人工全膝关节置换术的适应证有哪些？ 108
53. 人工全膝关节置换术的禁忌证有哪些？ 109
54. 膝关节镜手术存在的主要风险有哪些？ 110
55. 人工全膝关节置换手术存在的主要风险有哪些？ 111
56. 膝关节镜手术前需要做哪些配合和物品准备？ 112

57. 人工全膝关节置换手术前需要做哪些配合和物品准备？ 115
58. 膝关节镜和（或）人工全膝关节置换手术后如何做冰敷？ 117
59. 膝关节镜和（或）人工全膝关节置换手术后如何饮食？ 121

第七章 膝关节运动损伤术后康复训练 123

60. 半月板损伤术后怎么进行康复训练？ 123
61. 交叉韧带损伤术后怎么进行康复训练？ 128
62. 髌骨损伤术后怎么进行康复训练？ 133
63. 人工全膝关节置换术后怎么进行康复训练？ 135

第八章 膝关节镜和人工全膝关节置换术后常用辅助器具的使用 141

64. 膝关节镜和人工全膝关节置换术后常用下地辅助器具有哪些？ 141
65. 膝关节镜和人工全膝关节置换术后下地如何使用手杖？ 141
66. 膝关节镜和人工全膝关节置换术后下地如何使用拐杖？ 145
67. 膝关节镜和人工全膝关节置换术后下地如何

使用助行器？ 148
68. 膝关节镜和人工全膝关节置换术后常用外固定辅助器具的种类有哪些？ 151
69. 膝关节镜和人工全膝关节置换术后如何用石膏进行外固定？ 152
70. 膝关节镜和人工全膝关节置换术后如何使用可调节膝关节支具？ 153
71. 膝关节镜下单纯膝关节清理术或滑膜切除术或关节和韧带松解术或半月板修补术后适用辅助器具有哪些？如何使用？ 155
72. 膝关节镜下半月板缝合术后适用辅助器具有哪些？有何作用？如何使用？ 156
73. 膝关节镜下前、后交叉韧带重建术后适用辅助器具有哪些？有何作用？如何使用？ 158
74. 膝关节镜下内、外侧副韧带重建术后适用辅助器具有哪些？有何作用？如何使用？ 159
75. 膝关节镜下自体组织的内侧髌骨韧带重建术后适用辅助器具有哪些？有何作用？如何使用？ 160
76. 膝关节镜下胫骨结节截骨术后适用辅助器具有哪些？有何作用？如何使用？ 161
77. 人工全膝关节置换术后适用辅助器具有哪些？有何作用？如何使用？ 164

第九章　膝关节镜和人工全膝关节置换手术后及出院后常见问题 167

78. 出院后伤口依然疼痛怎么办？长期服用镇痛药会依赖吗？ 167
79. 出院后关节肿胀、发烫是怎么回事？应该怎么处理？ 169
80. 出院后膝关节可以热敷吗？ 171
81. 出院后膝关节外侧有麻木感是怎么回事？ 173
82. 术后关节无法伸直、屈膝不到90°，该怎么办？ 175
83. 术后多长时间伤口可以沾水？ 177
84. 出院后如何预防术后伤口感染？ 179
85. 术后何时需要复查？ 181
86. 出院后出现哪些情况应及时到医院就诊？ 182
87. 人工全膝关节置换术后可以做核磁共振（MRI）检查吗？可以乘飞机吗？ 184
88. 如何自我保护人工膝关节？如何延长人工膝关节使用寿命？ 186

第一章 认识膝关节

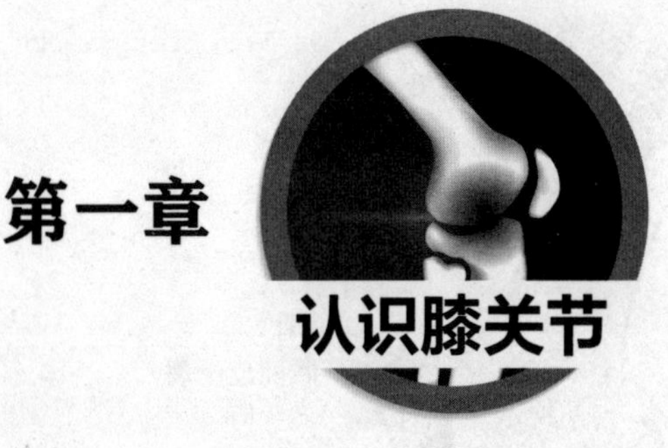

1. 膝关节是由哪些部分构成的?

膝关节，是人体最大、最复杂、功能要求最高、损伤机会亦较多的关节，属于滑车关节，是人体的运动器官。膝关节结构（图 1-1）包括骨性结构和辅助结构（图 1-2）。

（1）膝关节的骨性结构　膝关节由股骨远端、胫骨近端和髌骨共同组成。股骨即我们通常所说的大腿骨，胫骨即我们通常所说的小腿骨。我们所说的膝盖骨是髌骨，也是人体最大的籽骨。

（2）膝关节的辅助结构（图 1-2） 有半月板、翼状襞、髌上囊和髌下滑膜襞及加固关节的韧带。

① 半月板：由 2 个纤维软骨板构成，垫在胫

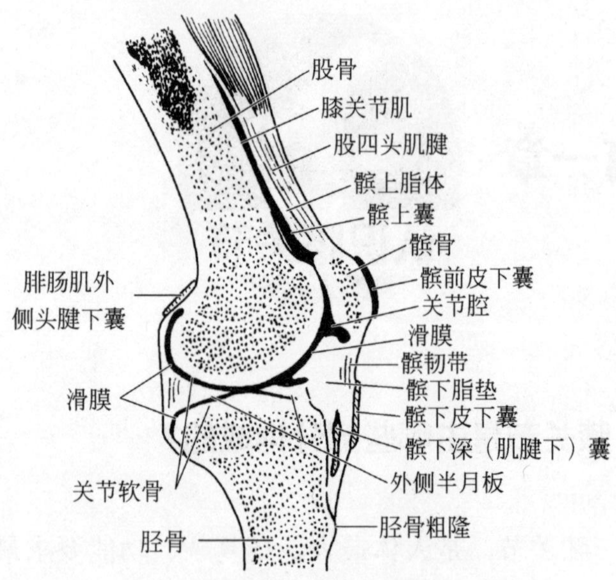

图 1-1　膝关节结构

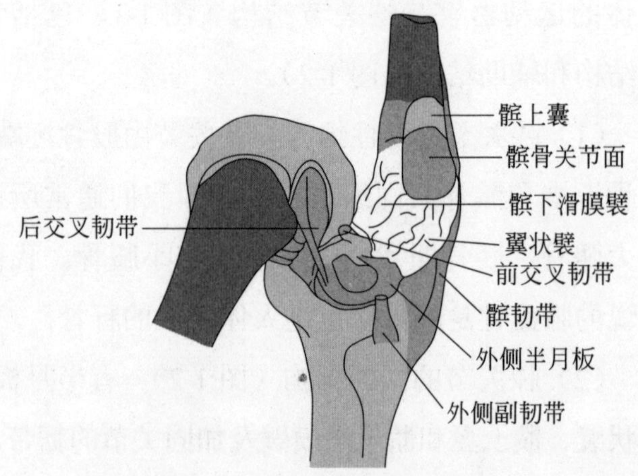

图 1-2　膝关节的辅助结构

骨内、外侧髁关节面上，半月板外缘厚内缘薄。内侧半月板：前端窄后部宽，外缘中部与关节囊纤维层和内侧副韧带相连。外侧半月板：外缘的后部与腘绳肌腱相连。

② 翼状襞：在关节腔内，位于髌骨下方的两侧，含有脂肪的皱襞，填充关节腔。

③ 髌上囊和髌下滑膜襞：位于股四头肌腱与股骨体下部之间。

④ 加固关节的韧带

a. 前后交叉韧带：位于关节腔内，前交叉韧带，起于髁间凹部位的股骨外侧髁，止于胫骨髁间嵴的前方。后交叉韧带，起于髁间凹部位的股骨内侧髁，止于胫骨近端后侧面、胫骨内外侧髁后缘当中凹陷处。作用：防止胫骨过度向前移动，辅助旋转稳定，维持一定的本体感觉。

b. 外侧副韧带：位于膝关节的外侧稍后方。起于：股骨外侧髁。止于：腓骨小头。作用：从外侧加固和限制膝关节过伸。

c. 内侧副韧带：位于膝关节的内侧偏后方。起于：股骨内侧髁。止于：胫骨内侧髁。

d. 髌韧带：位于膝关节的前方，为股四头肌肌腱延续部分。起于：髌骨。止于：胫骨粗隆。

关节腔内的滑液不仅对周围的组织起到营养作用，而且能够保持关节的润滑程度。

2. 正常的膝关节是如何工作的？

在了解膝关节的构成结构之后，我们再来了解一下正常的膝关节是如何工作的。

膝关节活动时主要的动作均在矢状面上进行，如做屈曲、伸直动作，股骨、胫骨与髌骨相连在一起，让膝关节可以弯曲与伸直，同时让胫骨相对于股骨进行转动与稍微地前后滑动。当膝关节做伸直动作时，位于股四头肌腱中的髌骨，与股骨相连成关节面，帮助股四头肌增强力量，从不同方向传送并引导、汇合至同一点上，集中各股力量，并借由增加杠杆臂力矩来帮助膝关节伸直（膝关节伸直的机制）。

从肌动学的角度来看，髌骨会在几个平面上进行动作，如膝关节伸直时，相对于股骨髁，髌骨会出现上升的动作；膝部弯曲时，髌骨会下移并挤压股骨。在矢状面髌骨除了有滑动外，还有转动的动作，这些动作的目的是能确保膝关节在可活动范围内，髌骨的某个部位和股骨均能保持接触。髌骨须结合数个支撑关节的韧带与肌腱及兼具静态与动态的稳定系统才能正常运作。在膝关节自然屈伸时施加在髌骨上（主要在外侧与内侧）的各股力量可取得平衡。股四头肌为膝关节的主要伸肌，许多动作产生的负担都是由股四头肌来承受，例如站立、行走、跑步、上阶梯、下阶梯等。

3. 正常的膝关节具有哪些功能?

膝关节结构较复杂，功能也具有多样性，其中最主要的两个功能为：负重和屈伸。

负重，主要指的是承受体重，完成走路、跑跳等功能。膝关节行使负重功能的部位主要是股骨远端和胫骨近端之间形成的关节，被称为胫股关节；承担体重的不只是这两块骨头，还包括两块骨头表面光滑而且完整的软骨及两侧各一个的半月板。

屈伸则是主要指完成上下楼梯、蹲起等功能。

其他功能方面：膝关节通常被认为是一个改良的铰链式关节，因为除了屈曲（图 1-3）和伸直的主要动作之外，膝关节还有旋转的能力。同样，它还能进行一定角度的内收和外展。髌骨的功能是保护膝关节，帮助分散股四头肌腱的压力，防止肌腱纤维直接撞击股骨的关节软骨；使股四头肌变长，从而增加杠杆作用，产生更大的肌力。在膝关节的屈伸过程中，髌骨远端在股骨上滑动。股骨的远端起到作为负重骨面及为软组

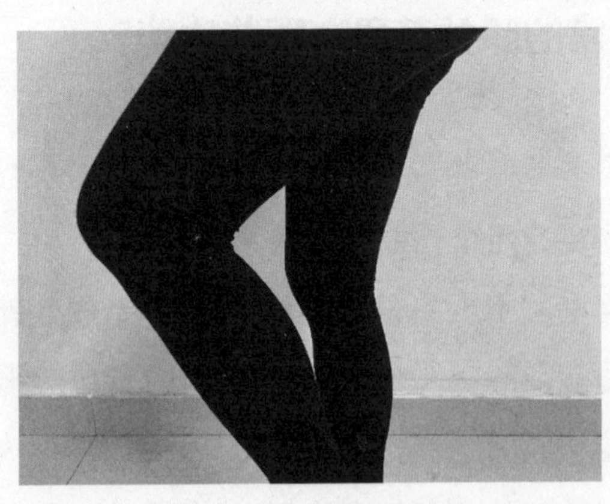

图1–3 膝关节屈曲

织提供附着点的作用。胫骨近端起到作为负荷结构及为软组织提供附着点的作用。

4. 什么是半月板？

很多人常听说，一定要保护好膝关节的半月板，一旦受伤了就很难恢复。那么什么是半月板？想必很多人还不太清楚，甚至发生了膝关节疼痛、酸软了也还不知道。这是膝关节的半月板损伤了。现在就向大家做一下半月板的简单科普。

（1）半月板的解剖　半月板是一个纤维性质的软骨盘，位于股骨胫骨之间，覆在胫骨的关节面上（图 1-4）。半月板不是内外对称的，而是内侧呈 C 形、外侧呈 O 形（图 1-5），从侧面看，

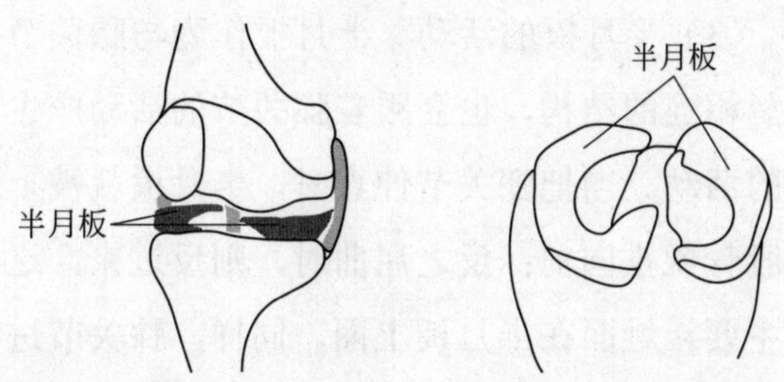

图1–4　半月板的位置示意　　图1–5　半月板的形状

半月板的边缘高中央低，侧视时呈楔形，像是两块大小刚好的衬垫一样，将胫骨平台垫起来。半月板的颜色是灰白色，光滑有光泽，材质坚韧且有弹性。

（2）半月板的血液供给　半月板作为膝关节的一部分，正常发挥功能也需要供血以满足营养物质和氧气的消耗。半月板和关节囊相连，由毛细血管供血，但是血液只能供应半月板深度的 1/3 左右，这一部分在关节镜下被叫作红区，而靠近中间的 2/3 血供就很少了，所以在关节镜下看起来较白，也叫作白区，只能从关节液中获得营养物质。也可以简单地理解为外侧 1/3 的部分受伤了还可能会恢复，但是靠近中央的部分损伤了就会比较难以愈合。

（3）半月板的活动　半月板作为与膝关节关节囊相连的结构，也会跟着膝关节的活动产生不同的活动。当把膝关节伸直时，半月板就被上面的股骨髁推向前；反之屈曲时，则反过来，这样的主要接触面在半月板上面。同样，膝关节进行旋转时，半月板前、后附着点随胫骨移动，而其体部随股骨移动，结果使半月板发生扭曲变形，所以膝关节的旋转活动也是造成半月板撕裂的主要原因之一。

5. 半月板的作用有哪些？

半月板是为适应人类直立行走而进化出的特殊结构，虽然不大，但是却身处“要地”，位于支撑身体的关键部位，它的组织特性和生理结构决定了其对身体活动起到重要作用。

首先，半月板缓冲身体的重量（图 1-6）。当身体直立或者运动时，所有的重量最终都会落在两侧的膝关节上，而半月板的纤维软骨弹性好，

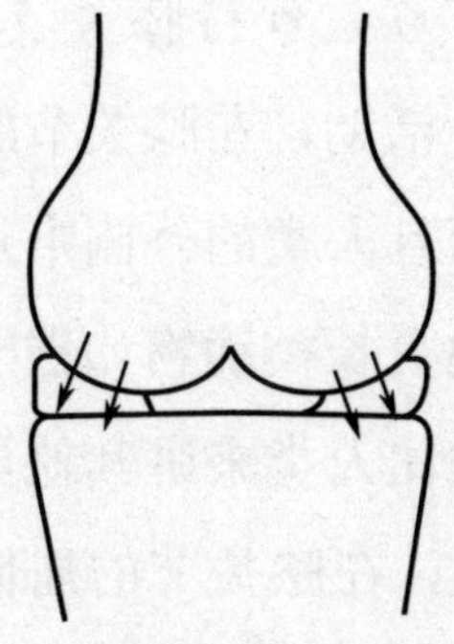

图1–6　半月板的缓冲作用示意

自身良好的性质增加了股骨和胫骨有效的接触面积，使身体垂直压力向水平分散了，不至于与硬性结构相接触，产生骨性磨损。

其次，半月板还能起到润滑作用。半月板表面能够不断地分泌出液体来滋润关节，像机械结构的润滑油一样，减少关节的磨损。此外前面也提到了半月板的白区缺乏血管，而白区的营养来源主要就是半月板和关节囊分泌的液体。关节活动时将关节液不断地涂抹在软骨面上，使关节软骨更好地吸收营养。

最后，半月板还能增强膝关节的稳定性。半月板和前后的交叉韧带组成了立体八字形的解剖结构，使膝关节的活动角度限制在一定范围内，防止周围韧带损伤，保持膝关节旋转的稳定性，限制股骨髁过度活动，在膝关节的活动中起到了重要的作用。而且人类的外侧半月板是双止点的月牙形，但其他灵长类动物如猴子、猩猩等是单止点的环形，相比人类来讲其他灵长类动物的半月板活动性太大，在膝关节的屈伸中很容易发生半月板的滑移，甚至脱位而不适宜负重直立行走。

这就是人类在行走时膝关节能绷直，而其他灵长类动物走路时膝关节须弯着的原因。

6. 什么是交叉韧带?

在了解半月板之后，再来看一下人体膝关节两条非常重要的韧带，如图 1-7 所示，其中一条叫作前交叉韧带，另一条叫作后交叉韧带，这两条韧带是维持膝关节稳定的重要结构。

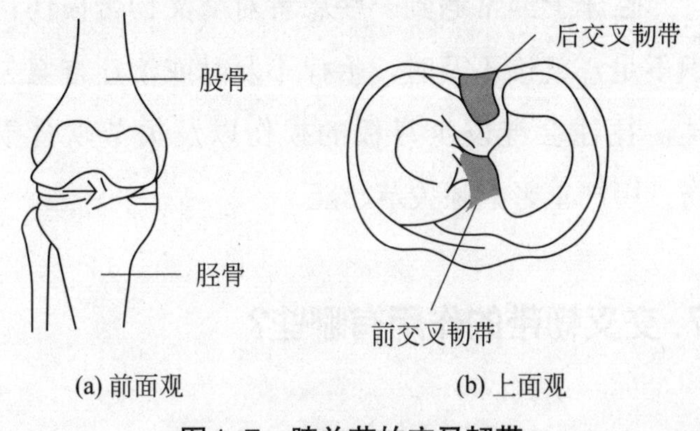

图 1–7 膝关节的交叉韧带

膝关节前后交叉韧带呈铰链式连于股骨髁间窝及胫骨的髁间隆起之间，可防止胫骨沿股骨向前后移位，以此来保障膝关节的稳定。其中，前交叉韧带起自股骨外侧髁的内侧面，斜向前下方，止于胫骨髁间隆起的前部及内、外侧半月板的前角；后交叉韧带起自股骨内侧髁外侧面，斜向后下方，止于胫骨髁间隆起的后部和外侧半月板的后角。当膝关节活动时，两条韧带各有一部分纤维处于紧张状态。因此，除前交叉韧带能防止胫骨向前移位，后交叉韧带能防止胫骨向后移位外，还可限制膝关节的过伸、过屈及旋转活动。交叉韧带损伤常与胫侧副韧带或半月板损伤同时发生。

临床上经常遇到一些患者对交叉韧带损伤认识不足，就诊不及时，治疗不及时或治疗方案欠佳，往往会继发半月板的损伤以及关节软骨损伤，可严重影响膝关节功能。

7. 交叉韧带的作用有哪些？

交叉韧带是膝关节稳定的重要结构，可以防止胫骨沿股骨前后移动。当膝关节处于活动状态时，每条韧带中的一部分纤维都会受到拉伸，可以防止股骨过度后移、胫骨过度前移，在人体膝关节中发挥着相同和各自不同的作用。

交叉韧带在膝关节腔内有两条，即前交叉韧带和后交叉韧带（图 1-8），又叫作前十字韧带和后十字韧带。前交叉韧带主要作用是为了防止股骨过度后移、胫骨过度前移，以及膝关节过伸和过度旋转。后交叉韧带是膝关节腔内最为强大的韧带，它的强度是前交叉韧带的两倍，是膝关节屈伸和旋转时稳定的主要结构，主要作用是防止股骨过度前移、胫骨过度后移，以及膝关节过度屈曲，还可以限制胫骨的旋转和侧向平移。

如果前交叉韧带损伤、后交叉韧带损伤，或者前后交叉韧带都损伤，就会出现膝关节疼痛、

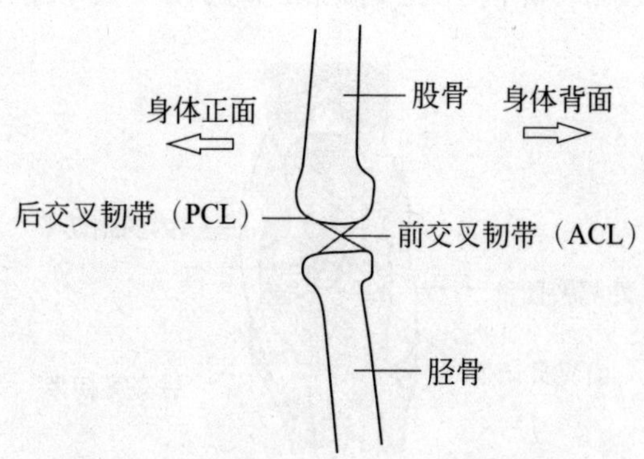

图 1–8 交叉韧带在膝关节内位置示意

膝关节肿胀、膝关节活动受限、打软腿、膝关节不稳及膝关节过伸或者膝关节过屈等症状。

8. 什么是侧副韧带？

所谓侧副韧带（图1-9），“侧”是指其生长位置是在膝关节内、外两侧，就像是固定膝关节的两根带子，又叫作内外侧副韧带。之所以称之为“副”，是相对于膝关节的“主”韧带——交叉韧带而言，但并非说侧副韧带不重要，而是指它的作用仅次于交叉韧带。侧副韧带可以防止膝关节过度内翻或过度外翻，维持膝关节的侧方稳定。

一般来说内外侧副韧带都是在暴力损伤或发

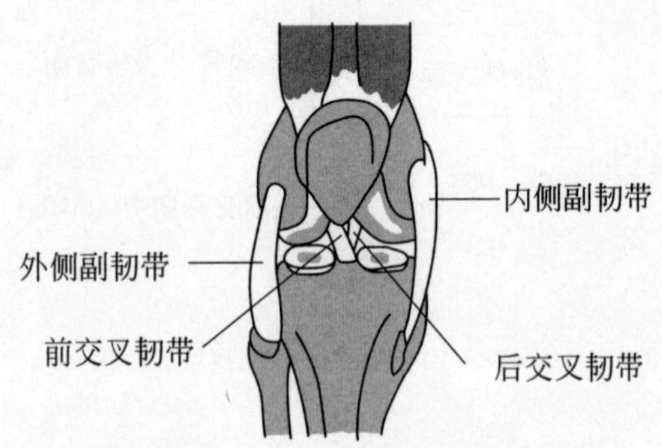

图1-9 膝关节侧副韧带

生意外时受损的（这就是为什么前交叉韧带断裂经常会和内外侧副韧带撕裂同时发生的原因），很少会有因为慢性损伤而引起内外侧副韧带损伤的情况。因为，内外侧副韧带周围会有很多肌腱、软组织，所以，在损伤急性期，一般会伴随有皮下淤血、肿胀等情况，所以在进行体格检查——侧扳试验时可能会呈伪阴性而漏诊，所以应结合核磁共振检查进行诊断。

内侧副韧带有两条，一条是胫侧副韧带，它起自股骨内上髁、止于胫骨内侧面关节缘下方4～5厘米。另一条是在胫侧副韧带深层的关节囊韧带，这条韧带在胫侧副韧带的深层，起自股骨内上髁，止于胫骨内侧髁内面和关节边缘，中间与内侧半月板相连，可以限制内侧半月板与股骨的相对运动。当膝关节伸直时，内侧副韧带后侧部分紧张，当膝关节半曲时，内侧副韧带前侧部分紧张，从而起到稳定膝关节的作用，限制其外翻和旋转。

内侧副韧带也是经常受到损伤的膝关节韧带之一。有研究表明，膝关节内侧结构损伤的发病率为

0.24‰，而男性的发病率是女性的 2 倍（0.36∶0.18）。但许多内侧副韧带的微小损伤由于未明确诊断，没有被报告给医生，所以很难发现。同时该损伤的治疗理念也从 20 世纪 70 年代的手术修复转变成了今天广泛采用的保守治疗和早期康复。

此外，膝关节外侧结构由数条韧带和肌腱组成。膝关节后外侧结构在解剖上的重要组织结构包括外侧副韧带、腘腓韧带、腘绳肌腱、腘股骨韧带及后外侧关节囊。静力性稳定结构包括外侧副韧带、腘腓韧带、弓状韧带复合体、豆腓韧带、腓侧副韧带及后外侧关节囊；动力性稳定结构包括股二头肌、髂胫束及腘绳肌腱复合体。其中以外侧副韧带及后外侧结构尤为重要，主要起到限制膝关节内翻外旋及前后位移的作用。

9. 侧副韧带的作用有哪些？

侧副韧带是膝关节内外侧用于维持稳定的两条主要韧带，它们的作用是防止膝关节进行过度的内外翻或股骨与胫骨相对旋转的动作，当膝关节处于伸直位时，膝关节或腿部外侧受到强大暴力打击或重压，导致膝关节过度外展，可造成内侧副韧带损伤。相反，如果膝关节或腿部内侧受到强大暴力打击或重压，会导致膝关节过度内收，造成外侧副韧带损伤。

膝关节内侧副韧带是膝关节内侧稳定的主要结构，分为两层，其中浅层与关节囊紧密相连，深层与内侧半月板紧密相连。膝关节内侧副韧带是维持膝关节稳定的重要结构。当膝关节伸直时，内侧副韧带紧张；膝关节屈曲时，内侧副韧带松弛。内侧副韧带是限制膝关节的外翻和旋转的关键结构之一，在屈曲20°～30°时起到最大的作用。

侧副韧带最重要的作用是维持膝关节的侧方稳定，当侧副韧带损伤后，势必导致膝关节的侧方失稳。

10. 什么是关节软骨?

关节软骨属于透明软骨，表面光滑，呈淡蓝

色，有光泽，是覆盖在骨头上较薄（约 3 ～ 5mm 厚）的一层组织。它是由软骨细胞、蛋白多糖、胶原纤维、水等主要成分形成的海绵状立体结构构成的基本框架。这种框架呈半环形，类似拱形球门，其底端紧紧附着在下面的骨质上，上端朝向关节面，通过软骨下骨与骨头相连接。这种框架富有弹性，当受到压力时候，可以有少许的变形，起到缓冲压力的作用，同时也具有承受负荷和吸收震荡等作用，可减轻运动时的震动和冲击。

在关节软骨的胶原纤维之间，散在分布着软骨细胞，而软骨细胞由浅层向深层逐渐由扁平样至椭圆或圆形的细胞组成，并维持关节软骨的正常代谢。关节软骨没有神经支配，也没有血管，其营养成分必须从关节液中取得，而其代谢物也必须排至关节液中。关节软骨的这种营养代谢必须通过关节运动，并不断地受到压力刺激才能实现。关节运动还可以促进软骨细胞新陈代谢，所以，关节运动对于维持关节软骨的正常结构起到重要的作用。

11. 关节软骨的作用有哪些？

关节软骨是人体骨与骨可连接的环节，是人体各部位活动杠杆的支点。关节软骨的主要作用（图 1-10）有：①承载负重；②减少摩擦、抵抗磨损；③缓冲与吸收震荡。

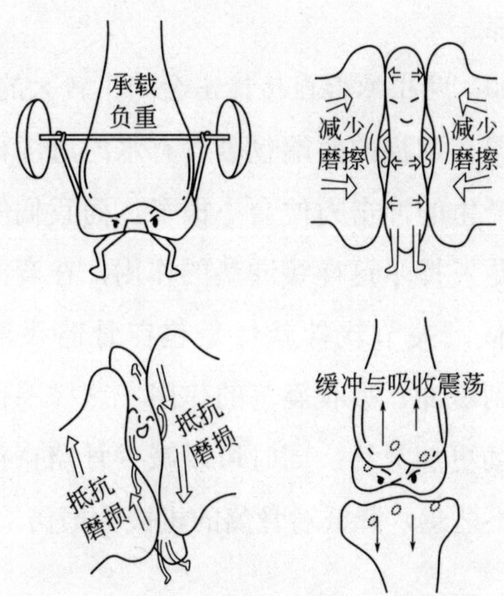

图 1–10　关节软骨的主要作用

关节软骨不但光滑，而且还有弹性，能够最大限度地吸收、缓冲应力。关节软骨能将作用力均匀分布，使承重面扩大。这样，不但能最大限度地承受力学负荷，还能保护关节软骨不易损伤。

关节软骨的构成十分特殊，其 80% 的成分都是水，其中是由一根根如同纤维样的胶原纤维和如同果冻样的蛋白多糖构成，最后才是少量的软骨细胞。胶原纤维和蛋白多糖组成的松散结构就像一个海绵，含有大量的水使其变成了一个吸满水的海绵。

例如：两根木棍直接撞击会产生较大的冲击，但是如果在木棍的两端包裹含有水的海绵再撞击后，其产生的冲击力便会小很多。而我们的关节软骨正是发挥了这样缓冲垫的作用，在奔跑、跳跃的时候，关节软骨就像是包在骨骼头部的海绵，起到缓冲、吸收震荡的作用，这样不仅能使关节活动更加灵活，同时可以减少骨骼直接碰撞产生的不适感，降低对骨骼的机械性损伤。

12. 什么是髌骨?

髌骨，俗称膝盖骨，是股四头肌腱中形成的

一块籽骨，也是全身最大的籽骨，呈扁栗状，位于皮下，容易摸到，该骨上宽为底，尖向下；髌骨后面光滑，覆有软骨，并与股骨髌面相接；前面粗糙，有股四头肌腱通过；能上、下、左、右移动，对膝关节起保护作用。

髌骨（图 1-11）在膝关节前方，上方连接大腿前方的股四头肌，并向下延伸形成髌韧带，两侧为髌旁腱膜。下方通过髌腱与膝关节上方前缘的胫骨结节连接，髌韧带与髌骨以及股四头肌共同构成伸膝装置，完成伸膝功能。

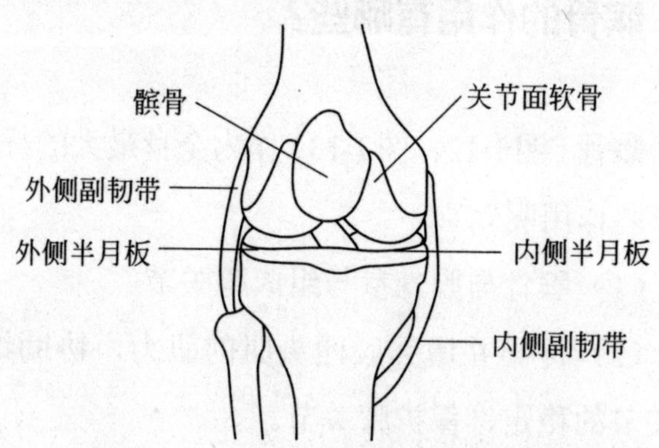

图 1–11　髌骨在膝关节的位置示意

所谓的髌骨韧带是两根韧带，一根韧带附着在髌骨的上缘，实际上是股四头肌腱；另一根叫髌韧带，上缘附着在髌骨的下缘上，髌韧带的下缘附着在胫骨结节的部位，长约8厘米。髌骨韧带在膝关节中起到一个承上启下的作用，是全身最强大的韧带之一，在膝关节的伸屈活动中起到非常重要的作用。髌韧带中部即为关节面，髌韧带两侧有由股内侧肌和股外侧肌延续来的内外侧支持带，以加强关节囊，并防止髌骨向侧方脱位，是我们膝关节重要的组成部分，也是维持膝关节稳定的一个重要结构。

13. 髌骨的作用有哪些？

髌骨（图1-12、图1-13）作为全身最大的籽骨，有哪些作用呢？

（1）髌骨与股骨参与组成膝关节。

（2）传导并增强股四头肌的肌力，协助维持膝关节的稳定，保护膝关节。

（3）汇合股四头肌各方向的牵引力，再通过髌韧带止于胫骨结节，有效地完成股四头肌的伸膝动作。

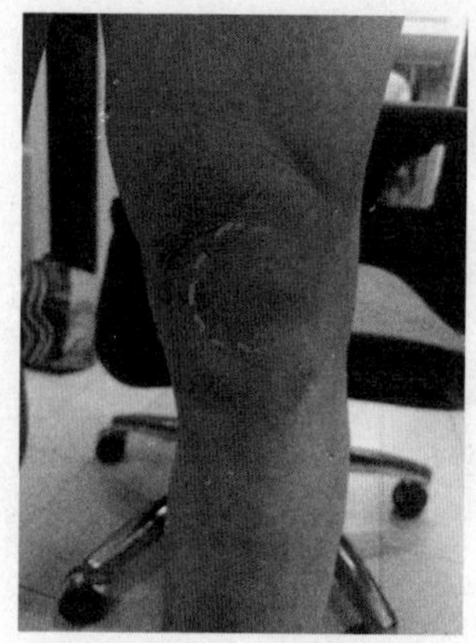

图1-12　髌骨正面

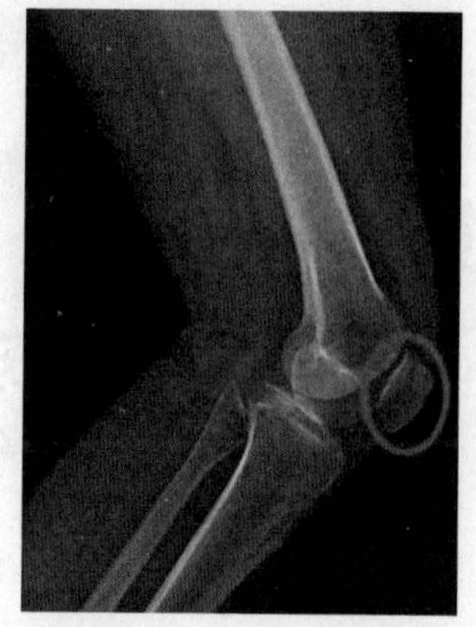

图1-13　X线下髌骨

（4）在膝关节伸直活动的过程中起到滑车作用。

（5）增加对膝关节屈伸轴点的杠杆力臂，使股四头肌的力矩增大。

第二章 膝关节损伤类型及病因

14. 膝关节损伤的类型有哪些？

膝关节损伤的类型有膝关节骨损伤、膝关节软骨结构损伤、膝关节韧带损伤。具体见下文。

15. 什么是膝关节骨损伤？

膝关节骨损伤主要指在骨结构较纤细及易产生应力集中部位的骨折和骨软骨炎。常见的膝关节骨损伤有：髌骨骨折、创伤性髌骨脱位等。具体介绍如下：

（1）髌骨骨折（图 2-1）

① 定义：髌骨骨折是指髌骨的连续性中断，

通常发生于外伤，如摔倒时膝关节着地。髌骨骨折属于关节内骨折，关节面可发生分离和移位，均应进行手术治疗。否则后期容易出现髌骨和股骨关节炎。

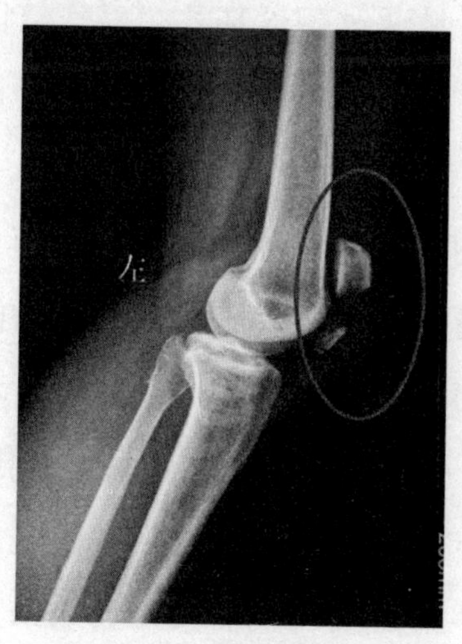

图2-1　髌骨骨折

② 类型：包括简单骨折、粉碎性骨折。

a. 简单骨折：间接暴力可引起横形骨折，多数人在运动过程中发生髌骨损伤。通常是在髌骨中间部位出现横断，在股四头肌牵拉下，近端骨块向上移位，从而出现骨折分离。髌骨横形骨折出现移位时，应采用手术治疗，可通过使用克氏针和张力带对骨折进行复位。

b. 粉碎性骨折：常发生于外力直接打击或者骨质有一定疏松者摔倒跪地时，不仅出现上方骨块，还会出现髌骨压缩和粉碎骨块。治疗时粉碎性骨折主要是通过钢丝环扎、弓形钉固定，将粉碎性骨折拼成上下两块的横形骨折，再通过克氏针、张力带或者其他方法进行内固定。

③ 髌骨骨折发生的原因：膝关节在没有充分热身和超越身体极限、进行激烈运动的时候是非常容易受伤的，尤其是登山、徒步、球类对抗比赛等运动。股四头肌收缩时，将力量传导至髌骨，再由髌骨传导至小腿，从而带动小腿活动。如果没有髌骨，股四头肌就需要比较大的力量才可以驱动小腿活动，使患者容易出现疲劳，而且不能正常负重行走，也不能参加运动。平时在运动时可以使用髌骨带，用于增加外部稳定髌骨的一个力量，让髌骨在股骨滑车上相对稳定，可减轻髌骨关节的软骨磨损，延缓骨关节病的发生、发作。

（2）髌骨脱位（图 2-2） 是指髌骨在活动的过程中脱出了股骨的凹槽，大部分情况下是由外伤导致或是习惯性的髌骨脱位。患者通常会表现为膝关节的剧烈疼痛，伴有关节的畸形、活动受限。习惯性脱位的患者，脱位之后会出现自行复位，同时可以听到响声。

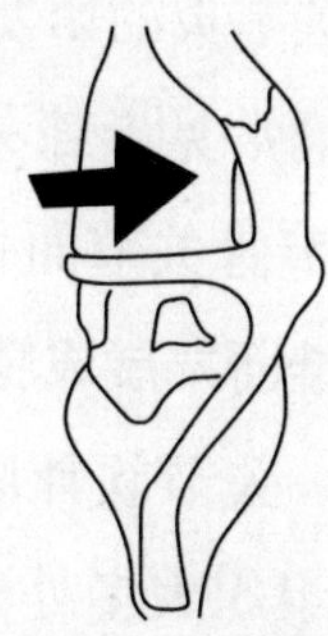

图2–2　髌骨脱位示意

对于髌骨脱位需要积极地进行手法复位，如果早期进行治疗，维持到正常位置，会降低以后脱位的概率。但是在现实生活中，由于不注意而造成了反复脱位，这时候就需要进行手术治疗。单纯就治疗来讲，目前有很多的手术，像关节镜手术，都可以解决髌骨脱位韧带重建、支持带的松解等问题。

（3）膝关节损伤　包括原发性膝骨关节炎、继发性膝骨关节炎。

① 诱发因素

a. 原发性膝骨关节炎的诱发因素：遗传因素在膝骨关节炎发生过程中起到一定作用，家族中有患膝骨关节炎的人，更容易患病。

b. 继发性膝骨关节炎的诱发因素

• 关节创伤：最常见于膝关节韧带和半月板的损伤，导致膝关节骨关节面相互摩擦，随着年龄和病情的进展，继而发展成膝骨关节炎。

• 免疫学异常：关节软骨原是一个无血管的封闭的屏障，软骨组织大多处于机体自身免疫监视系统相隔离的状态，在原发性骨关节炎患者的滑膜中，可见少数单核细胞、淋巴细胞和浆细胞浸润，并见大量具有细胞因子分泌功能的滑膜细胞增生。膝关节损伤时会因此引起自身炎症反应，加剧关节软骨损伤程度。

16. 什么是膝关节软骨结构损伤？

常见的膝关节软骨结构损伤有膝关节半月板损伤、髌骨软骨软化症等，其主要病理表现为软骨退行性变。关节软骨损伤原因大部分是长期磨损导致的累积性、慢性劳损，也可以是在一次急性关节扭伤、钝挫伤中发生的，前者约占病例中的2/3。

（1）半月板损伤（图2-3）

① 定义：半月板损伤是指由急性创伤或慢性劳损导致半月板结构破坏。当人在活动过程中，半蹲姿势用力扭曲或旋转膝关节时，尤其是作用于承重腿，就很可能会导致半月板损伤（例如急停急转动作等）。

② 类型：主要包括外伤性和退变性损伤，以

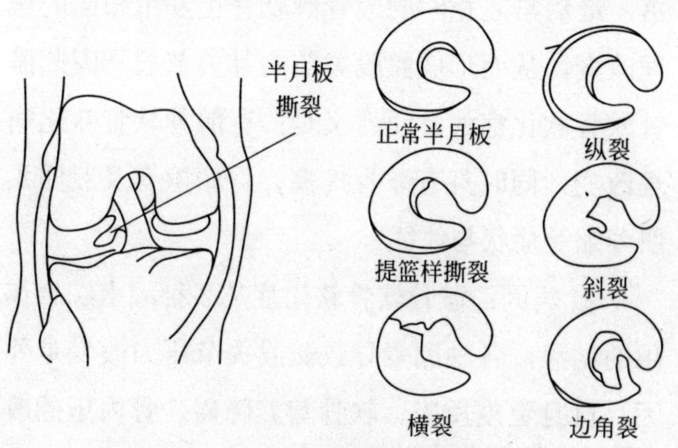

图2-3 正常半月板和半月板损伤示意

前者更为多见。

a. 外伤性损伤：当膝关节处于半屈曲位时，突然膝关节旋转，可对半月板产生一个强大的研磨力量，撕裂半月板，如踢足球射门时。另外长期处于半蹲或蹲位，也容易损伤半月板。

b. 退变性损伤：当膝关节半月板退变时，半月板能接受的摩擦负荷降低，有时轻微的挤压也会损伤半月板。

（2）髌骨软骨软化症

① 定义：髌骨软骨软化症是指髌骨软骨面因慢性损伤致软骨肿胀、龟裂、破碎、侵蚀、脱落，最后与之相对的股骨髁软骨也发生相同的病理改变，从而形成髌股关节的骨关节病。因此髌骨软骨软化症的真正含义是：有髌骨软骨软化病理改变，同时具有髌骨疼痛、骨摩擦音及股四头肌萎缩等症状与体征。

② 病因：髌骨软骨软化症是多种因素综合作用的结果，各种因素导致髌股关节压力改变是外因，自身免疫反应、软骨营养障碍、骨内压的改变是内因。但由于关节软骨没有神经支配，所以

有关软骨软化引起疼痛的机制还尚未明确。

17. 什么是膝关节韧带损伤?

① 定义：膝关节韧带损伤指由于高能量的暴力作用于膝关节，膝关节超出生理负荷而发生撕裂或断裂所致的损伤（图 2-4）。

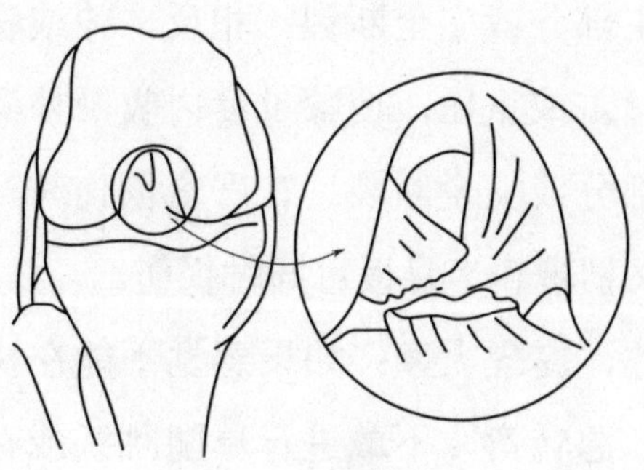

图2–4　韧带损伤

膝关节的四组韧带好比是坚韧的带子，把两块骨骼紧紧地连接在一起，预防两个骨块间相对位置发生变动带来的不稳，以维持膝关节的稳定性。若外力使膝关节旋转或过度弯曲的力量超过韧带所能承受的张力，那么就会导致韧带的损伤。由韧带损伤带来的膝关节不稳定必须及时治疗，否则可因关节的不稳定而导致关节软骨磨损，久而久之就容易引发骨关节炎，严重影响关节寿命。

② 损伤原因：膝关节过度内翻或外翻时，被牵拉的韧带超出生理负荷而发生撕裂、断裂等损伤，以膝关节肿胀、疼痛、功能障碍、有压痛点等为主要临床表现。膝伸直位、膝或腿部外侧受强大暴力打击或重压，使膝过度外展，内侧副韧带可发生部分或完全断裂；相反，膝或腿部内侧受暴力打击或重压，使膝过度内收，外侧副韧带可发生部分或完全断裂；在严重创伤时，侧副韧带、交叉韧带和半月板可同时损伤。

因此，提醒大家：如果感觉不能在快速行走中急停、急转弯，不敢进行单腿跳跃或存在关节打软等表现，应该及时咨询关节科医生，明确是否存在膝关节交叉韧带损伤。

18. 容易引起半月板损伤的运动或动作有哪些？

半月板损伤是指半月板完整性和连续性遭到破坏，常见于半月板受到扭转外力；或是在运动中半月板在膝关节内的位置和应力突发改变。半月板损伤是膝关节最常见的损伤之一，多见于青壮年，尤其是运动员和从事搬运工作的工人。那么哪些运动或动作容易引起半月板损伤呢？

（1）打篮球的时候转身跳投（图 2-5），落地时不稳，或者跑步急转急停。

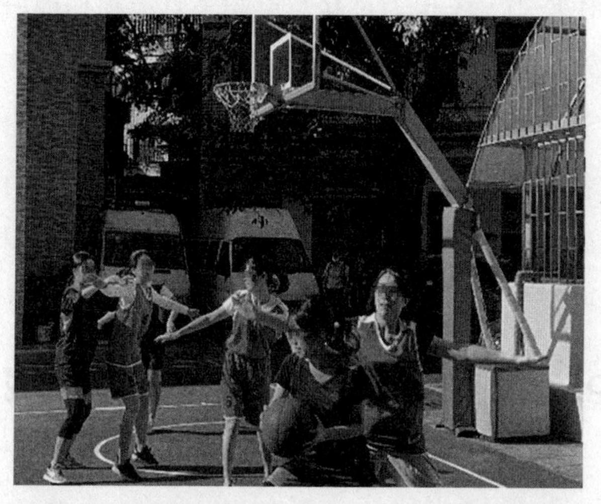

图2–5　半月板损伤原因——打篮球转身跳投

（2）踢足球的时候转身射门，或者带球过人。

（3）中老年人半月板本身会有退行性变，经常上下楼梯，也会导致半月板损伤。

（4）某些职业需要长期深蹲，比如说电焊工，或者训练时做大量深蹲—蛙跳的动作，容易导致内侧半月板后角损伤。

（5）蛙泳动作不当或者用力过猛。游泳是非负重的运动，一般来说对膝关节的损伤基本上很小，但蛙泳又涉及膝关节的内外翻和旋转的动作，因此可能会导致半月板损伤。当然只要蛙泳动作恰当，无用力过猛，引起半月板损伤的概率非常小，所以不用太过担心。

归结以上，半月板损伤主要由膝半屈、内收或者外展、挤压和旋转四个因素导致，但也有部分患者无明显外伤史，可能与半月板长期反复磨损或微小创伤有关。

19. 容易引起前交叉韧带损伤的运动或动作有哪些？

前交叉韧带是稳定膝关节的主要韧带之一，但由于解剖结构的特殊性，前交叉韧带较后交叉韧带容易发生损伤，因此前交叉韧带损伤也是常见的膝关节损伤之一。而造成前交叉韧带损伤的原因多为运动损伤，其发生率约占 70% 以上，常见于爱好运动的青少年。足球、篮球、排球、滑冰、滑雪、羽毛球等运动过程中的起跳、落地，导致膝关节扭伤或出现突然的折返动作，容易损伤前交叉韧带。另外，随着汽车的增多，由交通事故所导致的前交叉韧带的损伤也越来越多。

导致前交叉韧带损伤人数最多的项目是篮球和足球，也有此类运动项目较激烈、从事的人数较多的原因。此外在从事柔道、摔跤和跳远的专业运动员中，和在爱好滑雪、羽毛球、排球运动的普通人中，前交叉韧带断裂比较多见。非运动损伤，包括交通伤、生产生活意外伤，约占27%。

容易发生前交叉韧带损伤的情况多见于有身体冲撞或者高速度的运动。常见的受伤机制包括屈膝外翻伤、外旋伤、过伸伤等。常见的具体受伤动作，例如：足球运动中与对方球员对脚而发生外翻伤；篮球运动中带球过人时支撑腿膝关节发生急速扭转发生外旋伤，投篮后单腿落地扭伤；滑雪运动中高速下滑时滑板插入积雪，运动员被绊倒发生过伸伤，都容易导致前交叉韧带损伤。一些群众性运动，例如拔河、跳马、跳箱等也容易出现前交叉韧带损伤。高能量的交通事故中的行人，骑电动自行车跌倒或是一些体质弱的人不慎跌倒，也可能导致前交叉韧带损伤。

20. 容易引起后交叉韧带损伤的运动或动作有哪些?

后交叉韧带是稳定膝关节的四个主要韧带之一，在韧带结构中最为强大。因此在巨大冲击的作用下，才会出现后交叉韧带损伤的情况。

（1）在剧烈运动时会出现后交叉韧带损伤的情况。主要是由于剧烈的撞击或运动幅度过大，导致腿部的韧带出现撕裂，也会出现后交叉韧带损伤，像是足球、篮球、滑雪（图 2-6）等这些高对抗性运动时。这些都是比较常见的引起后交叉韧带损伤的运动。出现损伤后，则需要数周至数月来恢复膝关节的稳定性，所以在平常的生活当中，一定要做好相关的热身运动，这样在一定程度上能够避免出现后交叉韧带损伤。

（2）遇到车祸之后，也会出现后交叉韧带损伤的情况，主要是因为腿部的韧带被拉开。如果

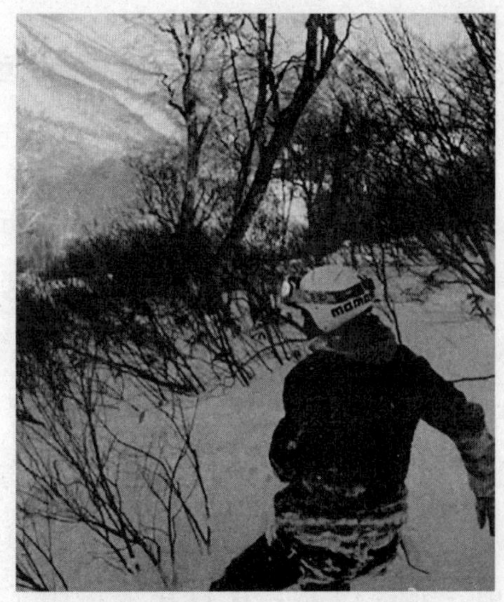

图2-6 滑雪

患者遇到了比较猛烈的车祸，此时又刚好撞击到腿部肌肉，就会容易出现后交叉韧带损伤。这种情况是比较少见的，但交通事故引起的后交叉韧带损伤可能通常伴有膝关节其他韧带等组织损伤。

后交叉韧带损伤在所有膝关节韧带损伤中占3%～20%。其中，30%是单独损伤，70%是合并其他韧带损伤。因此仍倡议在剧烈运动前进行热身，降低后交叉韧带损伤的发生率。

21. 容易引起侧副韧带损伤的运动或动作有哪些?

侧副韧带损伤主要有内侧副韧带损伤和外侧副韧带损伤，下面介绍一下容易引起侧副韧带损伤的运动或动作。

（1）容易引起内侧副韧带损伤的运动或动作　内侧副韧带损伤是常见的膝关节损伤，约占40%。损伤机制：通常是发生在接触性运动中，常在落地、变向以及身体直接碰撞中［如足球（图2-7）、橄榄球等运动项目］受到外力突然作用于膝关节外侧，使膝外翻超出正常范围造成内侧副韧带损伤。大多数人膝关节受到损伤，会出现膝关节内扣，同时可能会听到“啪”的一声。这是因为内侧副韧带受到外翻暴力之后过度牵拉，

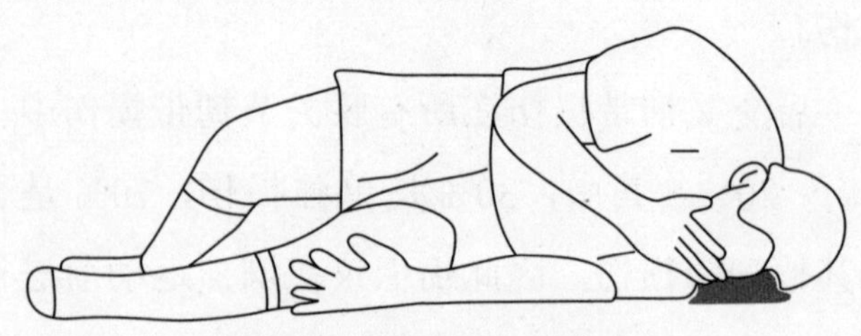

图2-7　足球运动后损伤

超出其自身强度后出现撕裂。膝关节无论是伸直或处于屈曲位，各种造成小腿突然外展外旋或膝关节突然外翻的暴力作用，即可引起膝关节内侧副韧带不同程度的损伤。轻者发生部分纤维撕裂，重者可造成内侧副韧带完全断裂，甚至合并交叉韧带断裂或半月板破裂。

轻度的内侧副韧带损伤，可能发生在非接触性的外翻或外旋损伤，如滑雪、游泳等运动项目。中度至重度内侧副韧带损伤，通常是由于外力作用于膝关节上或下，导致外翻。

内侧副韧带损伤可分为三级：

Ⅰ级是表层胫侧副韧带扭伤；

Ⅱ级是胫侧副韧带撕裂合并关节囊韧带损伤，膝关节出现不稳的感觉；

Ⅲ级是胫侧副韧带完全断裂，膝关节出现明显的不稳定现象。

（2）容易引起外侧副韧带损伤的运动或动作 大腿的骨骼——股骨下端分叉形成两个杵状结构，医学上称为内、外侧髁。小腿内侧的胫骨上端较为平坦，称为胫骨平台，它与股骨内、外侧髁以及髌骨（俗称膝盖骨）共同构成膝关节。外侧副韧带位于膝关节的后外侧，维持膝关节的稳定性。如司机在遭遇车祸时、网球或体操等运动员在运动的过程中，均因遭到较大的暴力作用，可能引起外侧副韧带损伤，外侧副韧带损伤相对比较少见。

外侧副韧带损伤程度分为三级（图 2-8）：

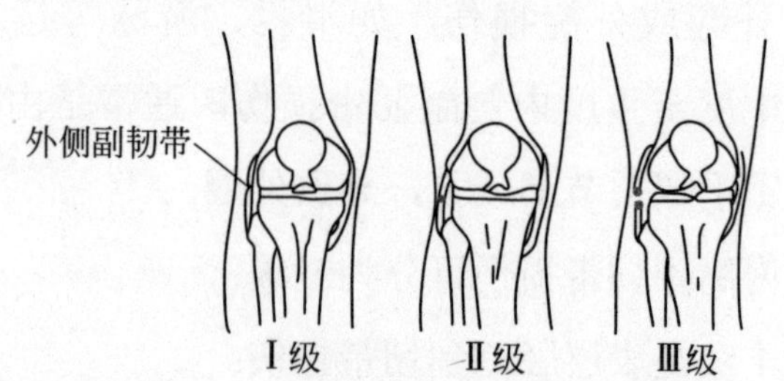

图2–8　外侧副韧带损伤分级示意

在Ⅰ级扭伤中，韧带有轻微伸展，没有造成撕裂，虽然膝关节可能不会出现疼痛或明显肿胀，但会增加再次受伤的风险；

在Ⅱ级损伤中，韧带部分撕裂，常见有膝关节肿胀和局部瘀斑，在使用膝关节时不适感比较明显或使用困难，膝关节可能出现不稳；

在Ⅲ级损伤中，韧带完全撕裂，有明显的疼

痛及肿胀，膝关节会非常不稳定而难以承受重量。而在Ⅲ级损伤中，经常会合并前交叉韧带损伤或半月板损伤。

22. 容易引起关节软骨损伤的运动或动作有哪些?

日常生活中大多数的合理运动对膝关节几乎没有伤害。科学合理的运动不仅能增强个人体质，还能提高免疫力。但不适当的运动可能会损伤膝关节软骨，导致一些不良反应。那么哪些运动或动作容易损伤关节软骨呢?

（1）跑步（图 2-9）和弹跳运动　如果你喜

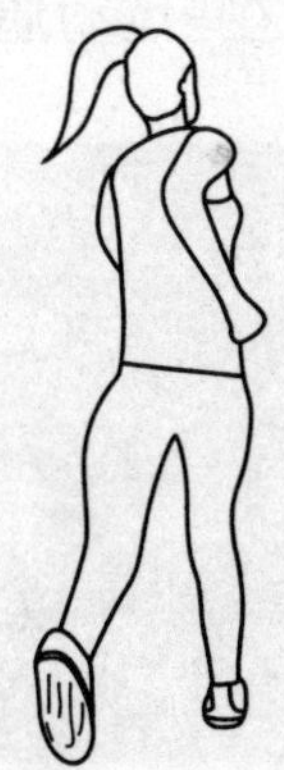

图2–9　跑步

欢在日常运动中使用跑步机，尤其是攀岩跑步机，对膝关节的损伤会比较大。这是因为大多数跑步机的速度都是经过调节的。患者在跑步过程中无法协调身体，导致半月板和关节软骨受到不同程度的振荡损伤。在进行跑步、跳跃和投掷运动时，应特别注意保护膝关节。尤其是 40 岁以上（特别是 50 岁以上）的人，他们的平衡能力下降，肌肉力量不够强大，因此在进行如跑步、跳跃和投掷时，需要大幅度活动膝关节，如果粗心大意，可能更容易导致软骨损伤。

（2）足球（图 2-10）和武术　这是因为在足球和武术运动中，膝关节需要不断地进行屈曲和伸直活动，同时这些运动通常不规则，会导致

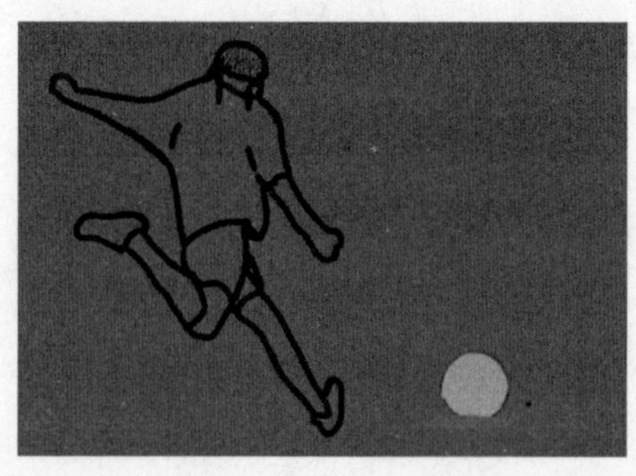

图2-10　足球运动

膝关节扭伤或半月板撕裂。打太极拳时，身体重心较低，会造成膝关节负荷过大，造成膝关节疼痛，加速关节软骨磨损。太极拳的技术特点是膝关节始终处于半蹲位的静态支撑。如果长时间过度运动，髌骨表面会经常发生摩擦、挤压、碰撞和扭曲，加速髌骨软骨软化，导致关节疼痛。

（3）爬山和爬楼梯（图2-11）　虽然爬山和爬楼梯是一种很好的锻炼方式，可以锻炼腿部的力量，但不利于保护膝关节，对关节软骨的损伤也比较大。特别是下山或下楼时，这很容易对膝

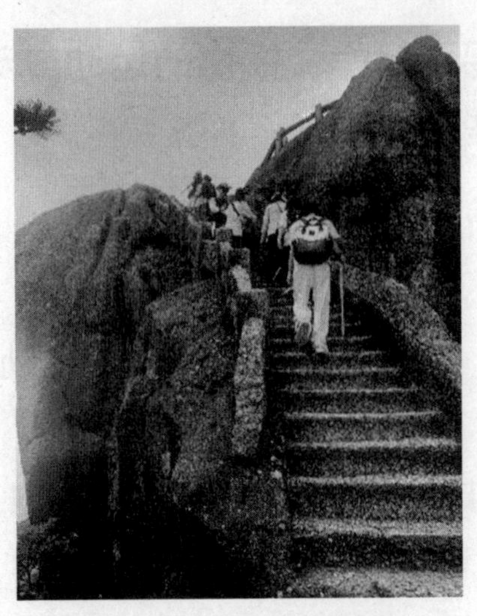

图2-11　爬山、爬楼梯

关节造成伤害。因为上山或上楼梯时，膝关节承受重量，下山或下楼梯时，膝关节除了承受自身重量外，还要承受向下冲击的力。这种冲击会增加膝关节损伤。爬楼梯时，膝关节屈曲增加，髌骨和股骨之间的压力相应增加，可导致膝关节疼痛。

平时锻炼时，除了达到增强体质的目的外，还要注意保护膝关节。在每次运动前，我们必须做好安全防护和热身运动；运动时，我们要注意动作是否到位，以免对关节软骨造成不可避免且无法逆转的损伤。

23. 容易引起髌骨损伤的运动或动作有哪些？

髌骨由于位置表浅，在体表可以触及，因此在受到外力作用时非常容易受到损伤，那么下面就来分析一下容易引起髌骨损伤的运动或动作有哪些。

（1）跑、跳（图 2-12）、投　在跑步（特别是弯道、转体时）、半蹲侧方移位（打篮球防守移步）或膝关节侧方撞击等直接创伤时往往容易发生髌骨脱位。部分髌骨脱位的患者在膝关节受到外力或下跪时，突然感到膝关节疼痛，有种关节卡住不能动的感觉，但慢慢伸直膝关节后髌骨可能会自行回到正常的位置。

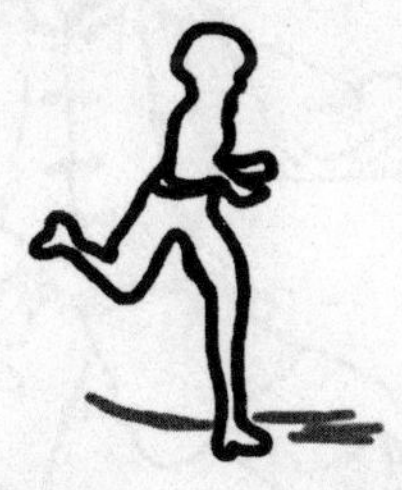

图2-12　跑、跳

（2）爬山、爬楼梯　爬山、爬楼梯使膝关节过度活动，髌骨关节之间长期、猛烈地摩擦后易引起髌骨劳损，患者常感到胀痛，尤其是中老年肥胖且体能较差者，或者是骑自行车、长跑等耐力项目的运动员。在上下楼梯后疼痛难忍，自感髌骨和股骨之间有摩擦感。

（3）太极拳（图2-13）　打太极拳时，如果长时间过量、单一锻炼，髌骨关节面就会经常受到摩擦、挤压、冲撞等，这些都会加速髌骨软骨退变，引起关节疼痛。打太极拳也要结合老年人的实际情况，如果出现膝关节疼痛等症状，应当暂停。

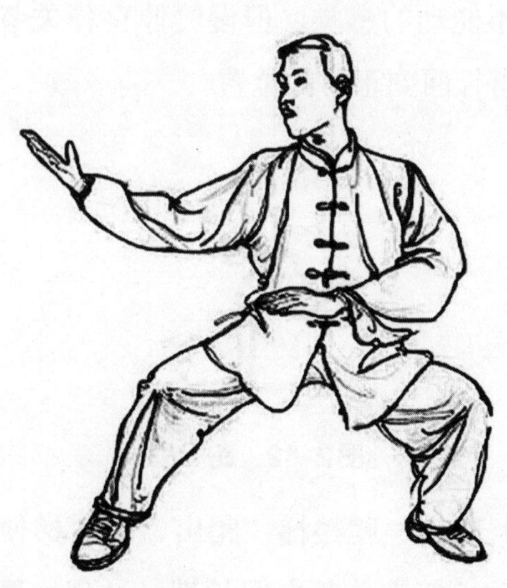

图2-13 太极拳

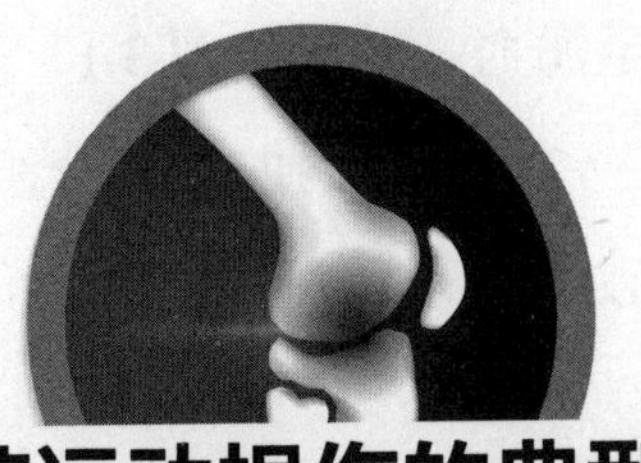

第三章 膝关节运动损伤的典型表现

24. 半月板损伤后的典型表现有哪些?

半月板发生了损伤，大多数有两个原因，一是因为外伤导致关节的活动超出了正常范围，发生了半月板撕裂，二是由于年龄因素或长时间运动，对半月板频繁刺激和摩擦造成了退化性损伤。而半月板是否损伤，可以通过一部分典型的临床表现进行初步判断。

（1）疼痛　受到外伤后，在膝关节的一侧立即产生剧烈的疼痛，呈持续性的牵扯样、撕裂样、绞痛样。随着身体的自我修复，疼痛将逐渐减轻，仅在活动时疼痛加重。

（2）肿胀　膝关节受到外伤后，可出现膝关节的肿胀甚至淤血。肿胀（图 3-1）是由于损伤后发生炎症反应，使关节内的黏液分泌物渗出增多，产生积液导致的。而淤血是因为组织损伤导致皮下出血。

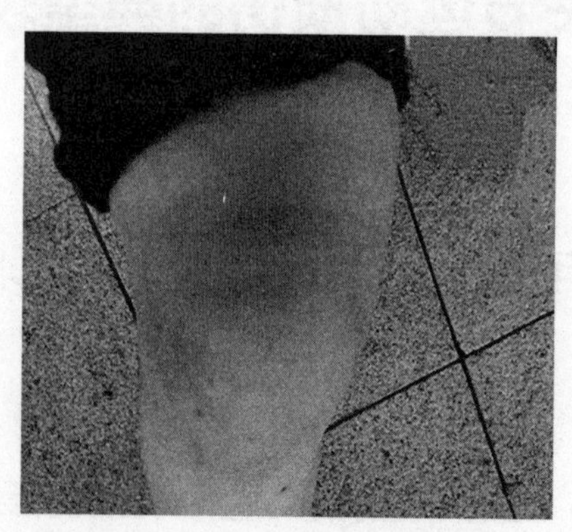

图 3-1　半月板损伤后肿胀

（3）弹响（响声）　有部分患者在膝关节活动时可以感觉到关节弹动，并听到因关节间隙挤压撕裂的半月板或盘状半月板增厚边缘滑跳而产生的爆破音，骨骼发生了异常的摩擦和弹响。

（4）交锁现象　在膝关节的活动过程中，常有突然卡压导致膝关节停止活动的现象，称为交锁现象。当慢慢活动膝关节后，可以自行恢复。也有发生了交锁但无法恢复的情况。

25. 前交叉韧带损伤后的典型表现有哪些?

前交叉韧带损伤的危害性很大，不仅会导致患者膝关节不稳，还会导致患者关节软骨和半月板损伤，出现关节退变或骨关节病等。要想避免这些情况发生，就要重视前交叉韧带损伤，做到对症医治，消除危害。那么，前交叉韧带损伤后有何典型表现呢？

（1）“砰”声、肿胀　前交叉韧带撕裂时会发出“砰”的声音，同时可能还会出现出血、肿胀等症状。此时患者就要立即停止运动，然后根据出现的症状做好相应处理，以免损伤加重。

（2）疼痛、关节不稳　前交叉韧带损伤后患者还会出现疼痛、关节不稳等症状，尤其是在负重行走的情况下，这种痛感和不稳症状表现较为明显。要想快速缓解，就要立即做好相关治疗，防止疼痛加重，影响恢复。

（3）活动受限　如果患者病情较为严重，就会出现膝关节活动受限、肌肉萎缩、关节内出血以及无法正常行走等情况。一旦出现这些情况就要进行科学的医治，防止损伤加重而引起膝关节内侧半月板损伤或慢性滑膜炎等。

前交叉韧带损伤的典型症状主要表现在以上三个方面，只要发现自身有这些症状，就要及时去医院做好相关检查，以确诊，然后再进行针对性的医治，只有这样才能从根本上解决问题，消除隐患。但是要注意，前交叉韧带损伤容易引起并发症，在治疗中应保持营养全面、均衡，以补充机体营养所需，增强体质，提高免疫力，促进疾病康复。在病情许可的情况下，还要注意进行康复训练，防止关节粘连和肌肉萎缩，以免影响关节功能。

26. 后交叉韧带损伤后的典型表现有哪些?

膝关节的后交叉韧带比前交叉韧带要强壮得多，因此一般的运动较少引起后交叉韧带损伤，只有在较强的暴力，如车祸伤、高处坠落伤，以及在工作当中发生的重物压伤才会发生后交叉韧带损伤。生活中较常见的是骑电动车撞在固定障碍物上，产生引起小腿向后的力量，导致后交叉韧带撕裂。后交叉韧带损伤往往不会感觉到有什么特别不舒服，不如前交叉韧带损伤症状明显，可能会出现以下几种典型表现：

（1）疼痛　疼痛程度与韧带损伤程度有关。当仅为扭伤或部分韧带断裂时，疼痛相对轻微或不明显；当韧带完全断裂时，可能会出现明显剧痛。

（2）肿胀　膝关节发胀感，有时肉眼可观察到关节处明显肿大。

（3）活动受限　一方面，因疼痛不敢活动膝关节；另一方面，因韧带损伤，运动功能受到破坏所致。

（4）皮下淤斑　俗称淤青，可在膝关节附近出现。

（5）关节不稳　可能会出现小腿向后倒的情况，患者感觉关节极度不稳定，连走路都感觉到小腿酸痛不适。

后交叉韧带损伤程度较轻时，患者可能短期内无明显症状，因为前交叉韧带还在，可以起到稳定关节的作用。但是后交叉韧带一旦损伤了，前交叉韧带往往会发生松弛。因为原来是前、后交叉韧带共同来维持关节稳定，现在全由前交叉韧带来完成了，前交叉韧带在时间久了之后会发生松弛，从而导致关节不稳。因而后交叉韧带损伤时间长后会导致关节退变、磨损。

后交叉韧带损伤患者短期内不会觉得有明显不适感，往往容易被忽略而不能及时就医。甚至有的后交叉韧带损伤会被当成前交叉韧带损伤，所以说需要及时就医，由比较专业的关节运动医学的医生来诊疗。

在进行处理时，后交叉韧带损伤在大多数情况下需要手术的情况比前交叉韧带的更多，因为后交叉韧对膝关节的稳定性影响相对来说更大。

27. 内侧副韧带损伤后的典型表现有哪些?

膝关节内侧副韧带损伤（图 3-2）轻重的临床症状和体征差异较大，轻者可仅见局部疼痛，而肿胀和关节功能受限不明显；重者有以下几点典型表现：

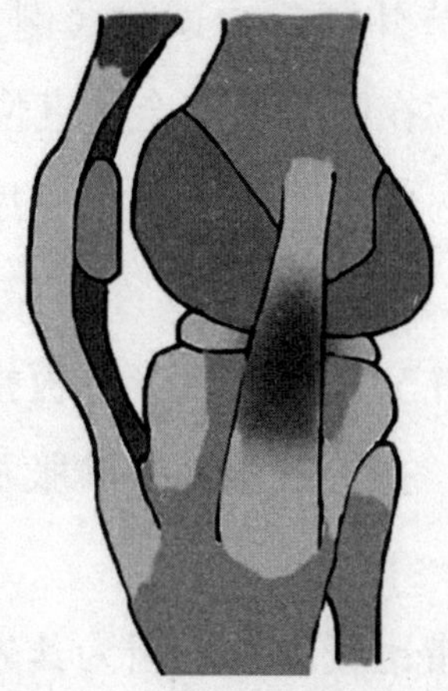

图3-2　内侧副韧带损伤示意

（1）受伤时膝部内侧常有突然剧痛。

（2）韧带受伤处有固定压痛点，大多数患者压痛点在内收肌结节上方，也可见于关节线的上方和内侧副韧带的远侧止点。

（3）当完全断裂时，局部可扪及凹陷的缺损组织压迹。

（4）膝关节肿胀程度较轻，有时无肿胀。

（5）半腱肌及半膜肌痉挛，致使膝关节保持在轻度屈曲位置。

（6）膝关节侧向试验阳性。

（7）韧带完全断裂时可出现膝外翻。

（8）膝关节外翻应力试验（侧方分离试验）阳性。该检查应在膝关节完全伸直位及屈曲 30°位分别进行。可根据小腿外展的角度来判断损伤的程度。

（9）若合并交叉韧带、半月板损伤，会出现关节腔内出血，并扪及全关节肿胀及波动，浮髌试验阳性。

内侧副韧带比较特殊，因为其先与内侧半月板连接，所以一旦损伤，很有可能造成内侧副韧带、内侧半月板，甚至前交叉韧带的同时损伤，通常叫作“三联伤”。“三联伤”后膝关节呈现屈曲痉挛位置，后期容易发生粘连和松弛，需要进行系统的康复治疗才能恢复正常。

28. 外侧副韧带损伤后的典型表现有哪些？

膝关节外侧副韧带损伤（图 3-3）后最常见的症状是膝关节疼痛、肿胀、活动障碍，常伴有皮肤瘀斑。

其典型表现主要为以下几点：

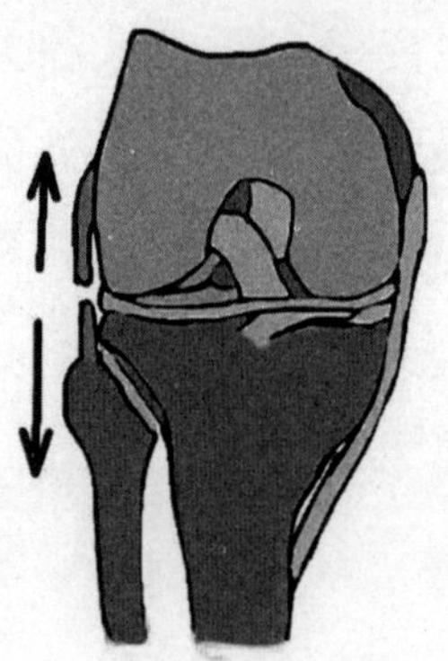

图3–3　外侧副韧带损伤示意

（1）伤后在膝关节的外侧有局限性疼痛及肿胀。

（2）“盘膝”位将韧带拉紧，再沿韧带的走行方向检查，可以查出明显的压痛点。

（3）X 线检查损伤侧的外侧关节间隙变宽，或有腓骨小头撕脱性骨折。

（4）膝关节内翻应力试验阳性。

（5）外侧副韧带断裂时出现膝外翻。

外侧副韧带断裂的诊断方式和依据如下：

（1）单腿盘足试验（图 3-4）　患者取坐位，健侧下肢屈髋屈膝均约 90°，足平踩。伤侧下肢髋关节外旋，膝关节屈曲 90°，外踝放在健膝之上，呈单腿盘足姿势。正常人膝关节外侧能触摸到一条坚硬的条索，这个就是外侧副韧带。检查者一手掌施压于伤膝内侧，若外侧副韧带处疼痛，另一手指触之坚硬度比健侧减弱，为外侧副韧带撕裂；若摸不到坚韧的条索，说明外侧副韧带完全撕裂。

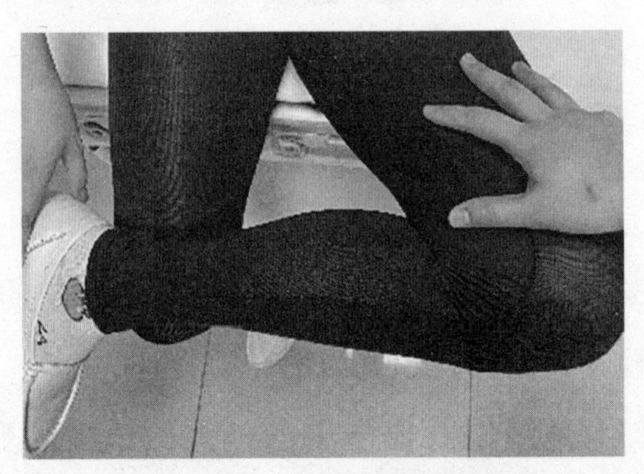

图3–4　单腿盘足试验

（2）膝关节内翻应力试验（图 3-5）患者膝关节伸直，检查者一手固定膝关节内侧，另一手置于小腿下端外侧，将踝推向内侧，使膝关节内翻，出现膝关节外侧异常活动感者，为膝关节内翻应力试验阳性，提示膝外侧副韧带断裂。此检查应在完全伸直位和屈曲 30°位分别进行。

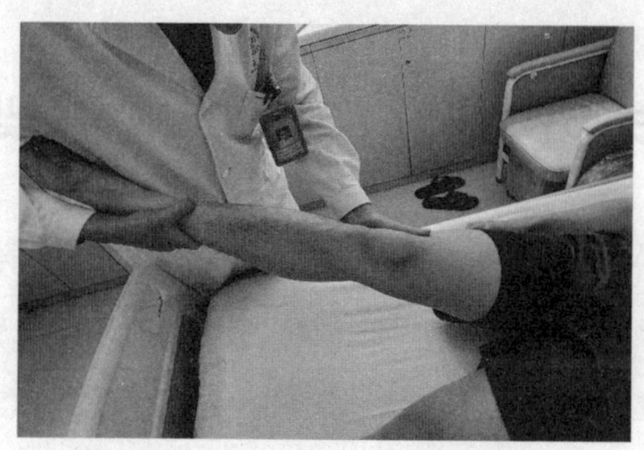

图3–5 膝关节内翻应力试验

（3）膝关节X线检查 外侧副韧带断裂者，膝关节正位X线片（图3-6）上可见膝外侧间隙加宽。合并关节囊和前交叉韧带断裂者，其间隙显著加宽。

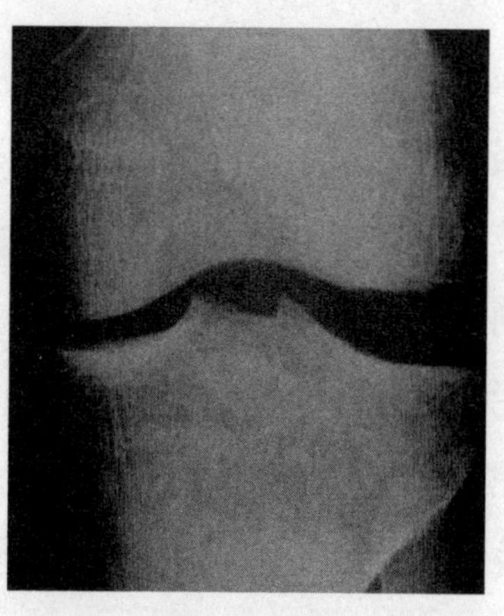

图3–6 膝关节正位X线片

29. 关节软骨损伤后的典型表现有哪些?

关节软骨损伤是日常生活中常见的疾病。该病发病率高，治疗有困难。当关节软骨受损时，主要症状是疼痛。最初的疼痛是轻微的，然后随着病情的严重程度逐渐加深。受伤部位会出现发热、肿胀。严重者会有局部关节积液，出现此症状时必须及时治疗；若不及时治疗，将对未来的生活产生影响。因此，我们有必要了解关节软骨损伤后的典型表现并尽快采取治疗措施。

典型表现具体有如下几点：

（1）局部明显的肿胀、发红、发热。因为膝关节软骨损伤主要是由外伤导致的，损伤后局部会出现肿胀、发红等症状，且症状不会自行消失。

（2）剧烈的疼痛感，且会逐渐加重。膝关节软骨损伤后，患者在活动时软骨之间会相互的摩擦，从而出现剧烈的疼痛感，且若损伤没有得到及时、有效的治疗，这种疼痛感会逐渐加重。

（3）膝关节有响声。在平时走路或者是上下楼梯的过程中，膝关节软骨相互摩擦（图 3-7），从而发出响声。

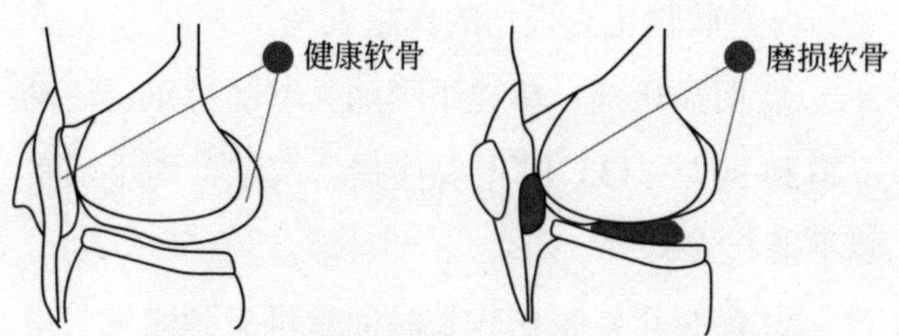

图 3-7　健康软骨与磨损软骨对比示意

以上就是膝关节软骨损伤的三个典型症状，所以建议患者在平时一定要养成良好的生活习惯，尤其是在运动前一定要注意做热身运动，在运动时也要注意避免碰撞，外出时更要注意人身安全。其次就是在平时要注意保养膝关节，可以戴上护膝，这样不仅能够保护膝关节不受碰撞，也能够对膝关节做好保暖工作。

30. 髌骨损伤后的典型表现有哪些？

髌骨损伤通常包括由于起跳、落地、运动、急停时所产生的强烈牵拉导致的髌腱止点损伤和由于膝关节半蹲位变向活动所产生的摩擦导致髌骨软骨损伤。两种损伤患者有不同的典型表现。

（1）髌腱止点损伤的典型表现

① 明显压痛，单腿下蹲痛（单腿持重，逐渐下蹲到 90°～ 135°时出现疼痛、发软，蹲下后单腿不能起立）。

② 髌腱止点损伤较长时间后可见到髌尖骨质增生。

③ 伸膝抗阻测试过程现出疼痛。

（2）髌骨软骨损伤的典型表现

① 部分轻症患者出现半蹲痛，起跳或落地、上下楼时出现膝关节疼痛、膝发软。

② 重症者行走疼痛，有髌股关节被卡住的症状。用手掌按压、碾磨髌骨，感到髌骨内疼痛，髌骨关节有粗糙感、摩擦音。用拇指端触压髌骨周缘时出现压痛，多见于髌尖区压痛。

③ 可见关节交锁现象，多由于有软骨滑脱并形成膝关节游离体所致。

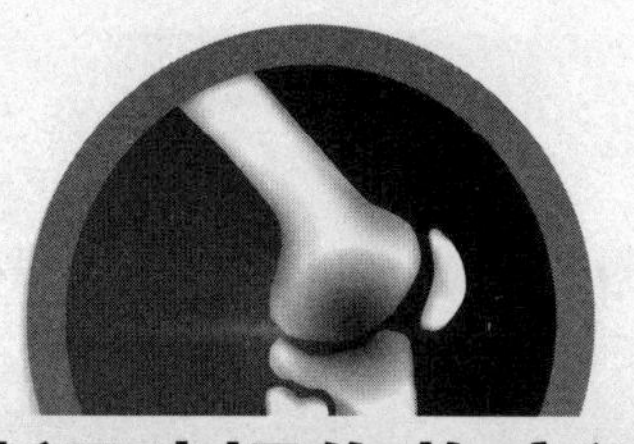

第四章

膝关节运动损伤临床评估和辅助检查

31. 半月板损伤的体格检查方法有哪些?

半月板损伤的体格检查方法主要有半月板旋转挤压试验（McMurray 试验）、过伸试验和过屈试验、蹲走试验。

（1）半月板旋转挤压试验（McMurray 试验，见图 4-1） 又称麦氏征试验。是临床上检查半月板损伤最常用的体格检查方法，其原理是重复半月板受伤的动作，以诱发关节疼痛和弹响。从而提示半月板损伤以及判断半月板损伤的部位。

检查方法：患者仰卧，患膝完全屈曲，检查者一手放在关节间隙处作触诊，另一手握住足跟

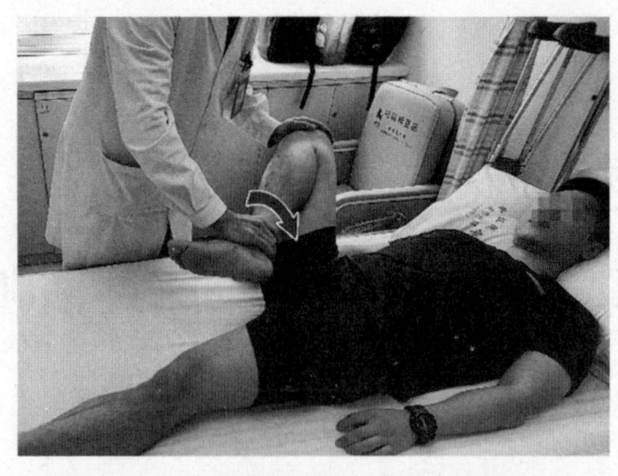

图4-1　半月板旋转挤压试验

后，在对膝关节联合施加外旋和外翻应力的同时，逐渐伸直膝关节，若出现疼痛则提示外侧半月板撕裂。同理，如果联合施加内旋和内翻应力试验，可判断内侧半月板是否撕裂。

临床意义：若在膝关节完全屈曲位出现疼痛或弹响，提示半月板后角损伤；若关节处于 90°时出现疼痛或弹响，提示半月板体部损伤；逐渐伸直至微屈位时，出现疼痛或弹响，提示半月板前角损伤。

（2）过伸试验（图 4-2）和过屈试验（图 4-3）膝关节完全伸直并轻度过伸时，半月板破裂处受牵拉或挤压而产生疼痛，为过伸试验阳性，提示可能有半月板前角损伤、髌下脂肪垫肥厚或股骨髁软骨损伤。膝关节极度屈曲时，破裂的半月板被卡住而产生疼痛，为过屈试验阳性，提示半月板后角损伤。

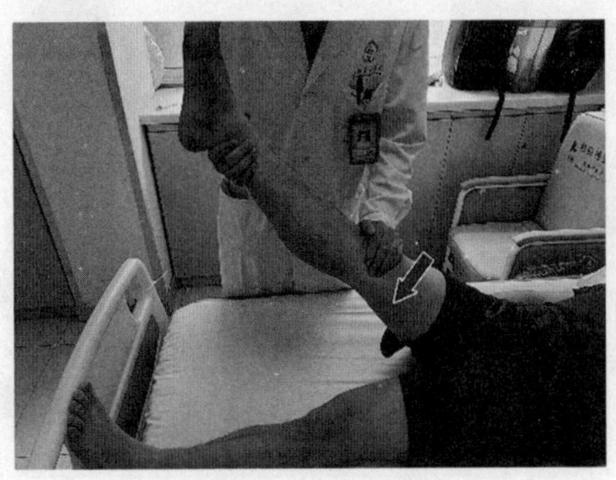

图4-2　过伸试验

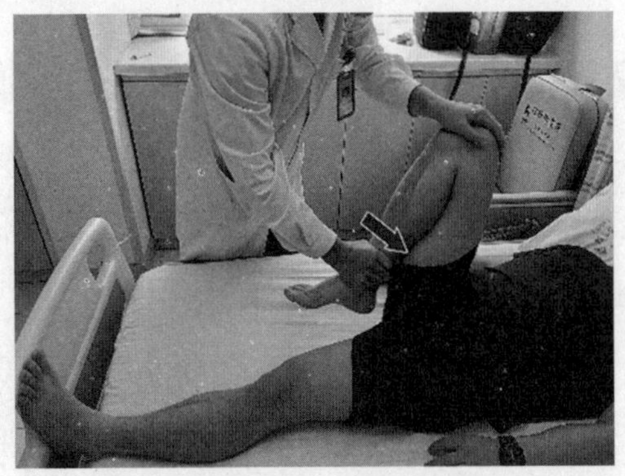

图4-3　过屈试验

（3）蹲走试验（图 4-4） 嘱患者蹲下走鸭步，并不时变换方向，或向左侧或向右侧。如果患者能很好地完成这些动作，可以排除半月板后角损伤。

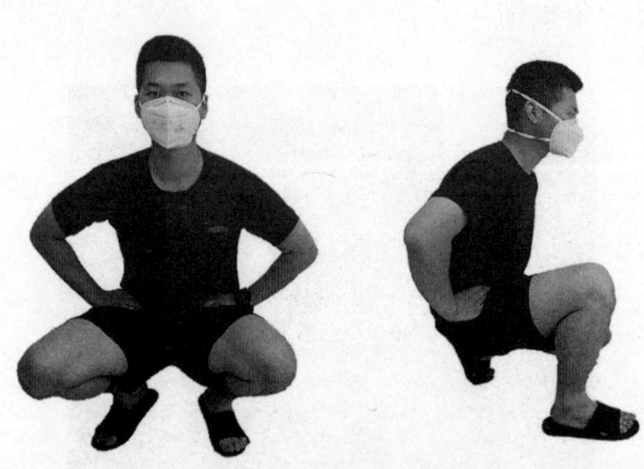

图 4-4　蹲走试验

32. 交叉韧带损伤的体格检查方法有哪些?

交叉韧带损伤的体格检查方法主要有抽屉试验、Lachman 试验。

（1）抽屉试验　膝关节屈曲 90°，检查者固定患者足部，用双手握住胫骨上段做拉前和推后动作，并注意胫骨结节前后移动的幅度。又分为前抽屉试验（图 4-5）和后抽屉试验（图 4-6）。前移动幅度增加，表示前交叉韧带断裂；后移幅度增加，表示后交叉韧带断裂。在检查时需要与健侧进行对比。

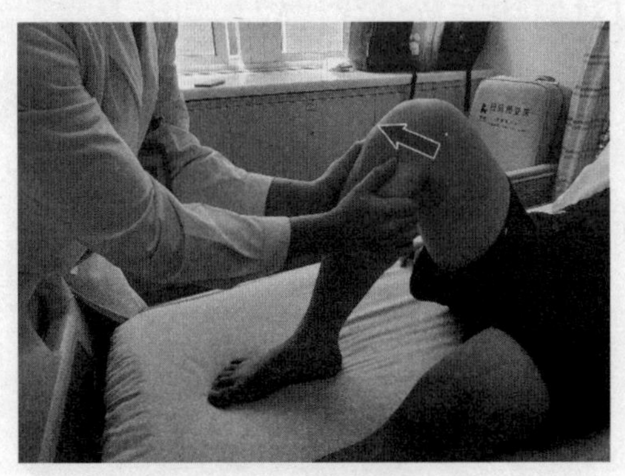

图 4–5　前抽屉试验

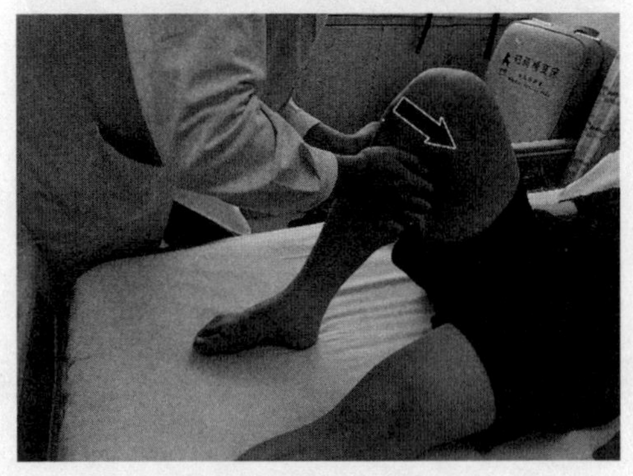

图 4–6　后抽屉试验

（2）Lachman 试验（图 4-7） 患者膝关节屈曲 20°～30°，检查者一手固定住股骨远端，另一手握住胫骨近端，对胫骨近端后内侧施加向前的应力，可感受到胫骨前向移动，并评定终点的软硬度，与对侧膝关节进行比较。临床上，无论是在非麻醉下急性膝关节损伤检查，还是对慢性交叉韧带损伤的检查上，Lachman 试验比抽屉试验的准确性更高。

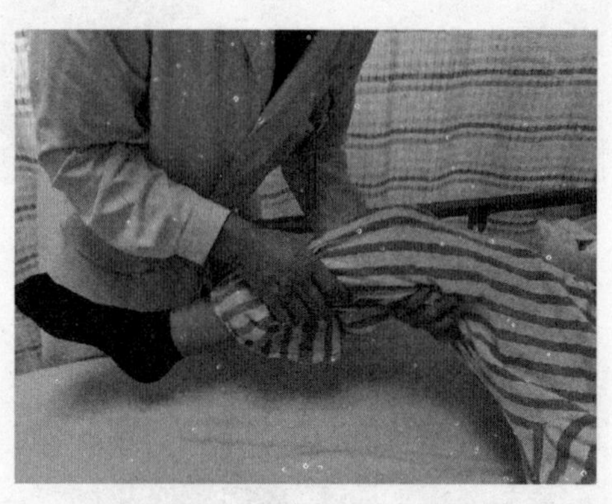

图 4–7 Lachman 试验

33. 侧副韧带损伤的体格检查方法有哪些？

侧副韧带损伤的体格检查方法主要有膝关节

侧方应力试验（图 4-8）。在膝关节完全伸直或屈曲 30°位置下做被动膝内翻与膝外翻动作，并与对侧进行比较。如有疼痛或发现内翻或者外翻角度超出正常范围并有弹跳感时，为膝关节侧方应力试验阳性，提示有侧副韧带扭伤或断裂。在急性期做膝关节侧方应力试验会引起剧烈疼痛，可于痛点做局部麻醉，之后再进行操作。

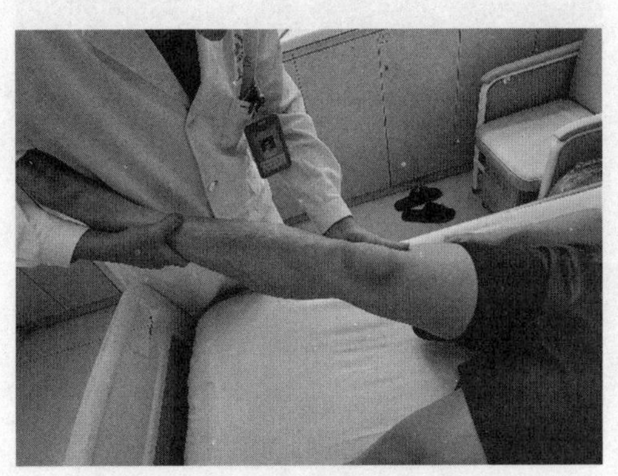

图4–8　膝关节侧方应力试验

34. 其他常用膝关节体格检查方法有哪些?

其他常用膝关节体格检查方法主要有髌骨研磨试验（Patella Grind Test），见图 4-9。将膝关节垫起呈微屈曲状态，将双手放于髌骨上方，向下按压髌骨至股骨滑车，同时旋转髌骨进行髌骨研磨，髌下摩擦可闻及声响，同时伴有疼痛症状，此为髌骨研磨试验阳性。

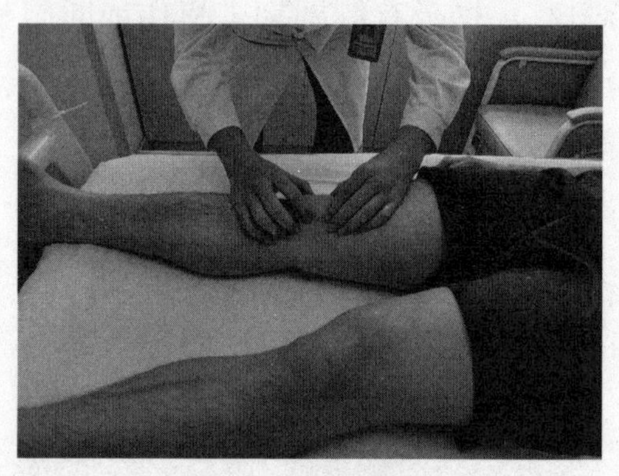

图4-9 髌骨研磨试验

髌骨研磨试验阳性代表髌骨软骨损伤，常见于髌骨软骨软化症、髌股关节骨性关节炎。通过这一方法可以与半月板损伤引起的膝关节疼痛进行鉴别。

35. 膝关节损伤主要的辅助检查手段有哪些？

（1）膝关节X线检查（图4-10） 膝关节X线

是膝关节检查最基本的方法，又俗称为“平片”。因简单易行、费用低廉、可以从整体观察膝关节骨性结构的变化，是诊断膝关节骨性结构骨折、膝关节骨性关节炎首选的检查方式。医生可以通过X线检查，观察到膝关节有移位的骨折、关节间隙狭窄程度、骨赘增生、异物留存等情况。缺点是具有一定的辐射性，对软组织结构的分辨能力有限，不能观察韧带、半月板等结构。

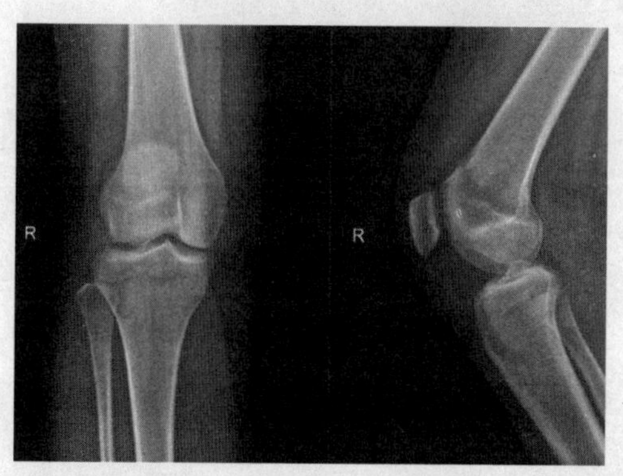

图4-10　膝关节X线检查

（2）膝关节磁共振检查（MRI，见图4-11）磁共振对软组织的分辨率极高，无辐射性，可以清楚地分辨肌肉、肌腱、筋膜、脂肪等软组织，在膝关节相关疾病，可以用于半月板、交叉韧带、

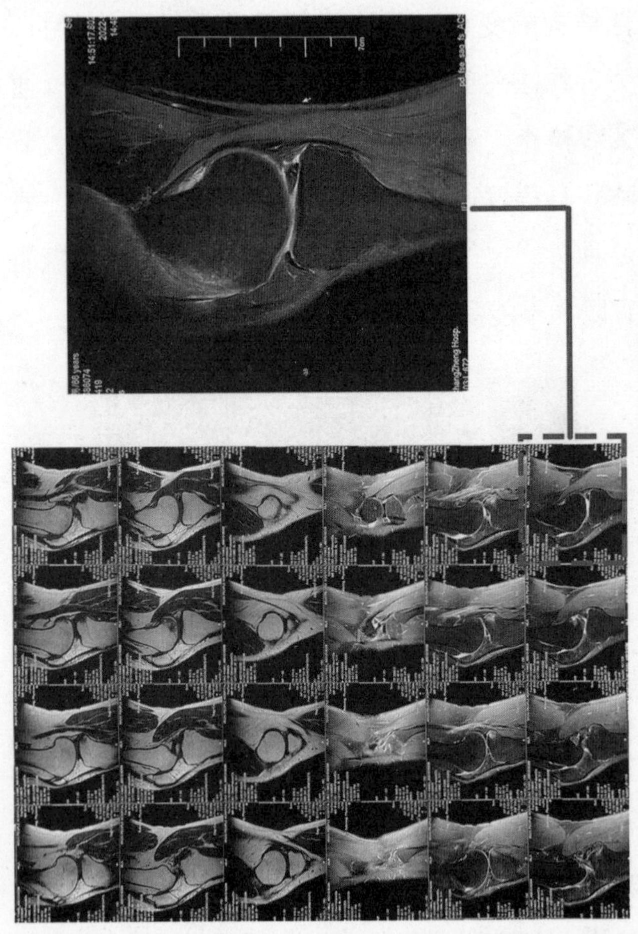

图 4-11 膝关节磁共振检查

侧副韧带、关节软骨结构病变的影像学诊断。缺点是价格昂贵，扫描时间较长，体内植入起搏器或其他金属的患者禁忌使用。

（3）膝关节电子计算机断层扫描（CT，见图 4-12） CT 对密度高的组织显像清晰，对于测量骨性结构之间的距离精度高，能够进行三维成像，有助于立体显示组织和器官病变。由于扫描层面的限制，不能整体阅读检查部位的信息，CT 检查存在一定的漏诊率，对软组织的显像清晰度和分辨率不高，并且存在辐射性。

（4）膝关节镜检查（图 4-13） 膝关节镜检查是一种有创性检查手段。检查精细，诊断准确，其准确率达 98%，能发现 X 线片及 MRI 上难以发现的疾患，被认为是膝关节疾患诊断的“金标准”，借助它可以直接观察滑膜、软骨、半月板与韧带，特别是通过关节镜技术采集组织标本更为诊断各种关节疾病提供了病理依据。它在各种膝关节的诊断、治疗及科学研究中起着其他手段不能代替的作用。它不只为关节疾病提供直观的信息，同时可在非开放性手术条件下进行关节

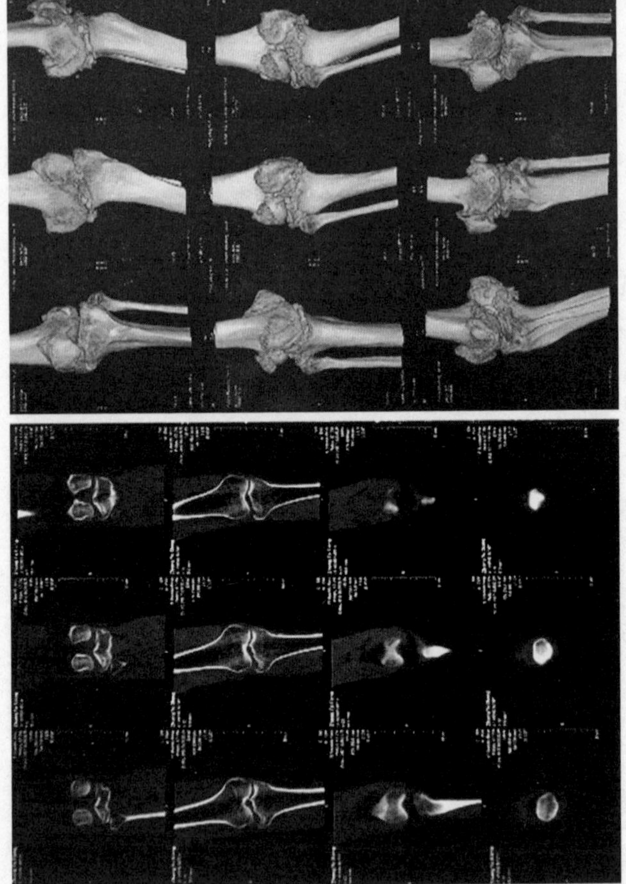

图 4-12　膝关节CT检查

内病变组织的切除和修复，具有痛苦少，恢复快，减少术后并发症和手术费用等优点。

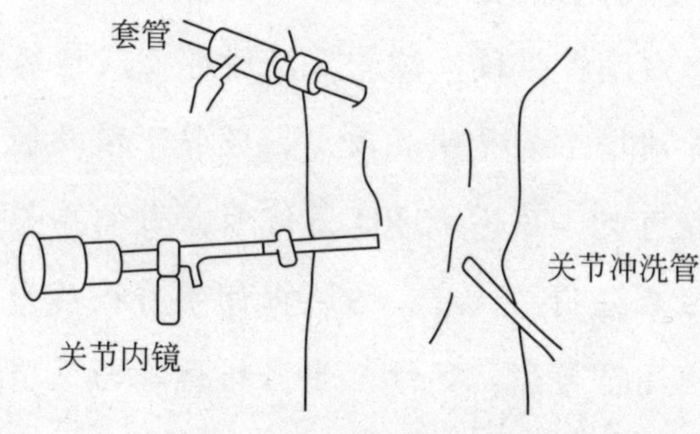

图4-13　膝关节镜检查

36. 如何理解辅助检查报告的内容？

在就诊过程中，患者常常在拿到报告单后，会因为一些相对专业的医学术语而困惑不解，例如“半月板Ⅲ度损伤”“关节间隙狭窄”等，这些结论对于疾病的诊断具有哪些意义呢？下面，我们将就临床常见的影像学检查及其他辅助检查报告的具体含义进行简要科普。

（1）磁共振报告　膝关节组织结构损伤，在磁共振上通常表现为信号改变。下面以某患者的磁共振报告举例说明。

放射学表现：

右股骨下段、髌骨及胫腓骨上段边缘可见骨质增生未见明显改变，股骨下段及胫骨上段可见多发片状PD高信号，右侧膝关节间隙未见明显狭窄，右膝内侧半月板后角见线状高信号影，延续至半月板边缘与关节囊交界处，累及关节面边缘；外侧半月板前后角内可见斑点状PD高信号。右膝关节前交叉韧带模糊，PD信号增高，后交叉韧带形态信号如常，腓侧副韧带上段及胫侧副韧带信号增高，右膝关节髌上囊可见长T1长T2液性信号影。周围软组织未见异常。

放射学诊断：

1. 右膝关节前交叉韧带损伤伴部分性撕裂，请随诊。

2. 右膝内侧半月板后角Ⅲ度损伤，外侧半月板前后角Ⅰ度变性，请随诊。

3. 右侧股骨外侧髁及胫骨上段骨挫伤，右膝腓侧副韧带上段及胫侧副韧带损伤，请随诊。

4. 右膝髌上囊积液。

半月板损伤：在某些磁共振报告中，通常会注明半月板损伤的分度，其中Ⅰ度损伤是指半月板的变性，Ⅱ度损伤是指较严重的变性，两者均与年龄呈现相关性，是人体相对正常的退变过程，不需要任何处理。但如果半月板发生Ⅲ度损伤，通常意味着半月板撕裂，保守治疗3个月无效的情况下，则建议进行关节镜下手术治疗；也可以直接手术治疗。在未注明分度的报告中，则需要依靠临床医师的经验和患者的体格检查来判断半月板损伤的严重程度。

韧带损伤：韧带损伤分为轻、中、重度，需要结合患者主诉、体格检查和患者对运动功能的要求，制订后续治疗方案。通常轻、中度的损伤可以通过保守治疗恢复韧带的连续性，重度的损伤往往需要外科手术治疗，采取韧带加强或重建等修复方式。

骨挫伤：是指由于暴力导致皮质下骨髓水肿、出血及骨小梁断裂，松质骨微小压缩性损伤，进而引起局部疼痛。主要以保守治疗，如卧床休息、冷敷、制动及避免负重等处理措施。

关节积液：是指创伤、感染和各类关节炎症等引起关节液分泌增加，并在关节腔内异常积聚，最终造成患者关节疼痛、肿胀和活动受限等临床表现。导致积液增加的原因有非感染性和感染性两类，可以通过关节穿刺抽液实验室检查进行鉴别。关节积液患者首先应保证休息，在经过规范医学评估后，可采取口服消炎镇痛药等对症处理措施，预后一般较好；少量的关节积液，在经过充分休息、患肢抬高、冰敷后，可自行吸收；若积液量太大（超过 100 毫升），出现关节活动疼痛等症状时，则需要同时针对关节液进行实验室检查，以进一步明确病因。感染性关节积液，还需要考虑使用全身性抗生素、关节镜下清理等治疗方式。如果关节内出现持续大量积液，一般难以自愈，建议尽早就医。

（2）X线报告　膝关节骨性结构异常，在X线片上通常表现为密度改变。可以从整体对膝关节结构进行观察。以某患者的X线检查报告为例进行说明。

放射学表现：

右膝关节在位，关节间隙变窄，部分融合。

所示各骨缘及胫骨髁间嵴骨质增生，关节缘局部密度增高。

放射学诊断：

右膝关节退行性改变，类风湿关节炎可能，建议进一步检查。

膝关节退行性改变：是指由多种因素引起的关节软骨纤维化、皲裂、溃疡、剥脱而导致的以关节疼痛、活动受限为主要表现的膝关节疾病。膝关节退行性改变与年龄增加呈正相关，正如汽车的轮胎，年久造成了磨损老化。

关节间隙狭窄：关节间隙客观反映了关节软骨的状态，关节软骨磨损得越严重，关节间隙变窄的严重程度越高，轻度的关节狭窄可以考虑保守治疗改善关节症状，而严重的关节狭窄通常需要外科手术治疗。

骨质增生：又称为骨刺或骨赘，是膝关节退行性改变的表现之一，常常是由长期挤压或压力、长期摩擦等因素导致的，机体在自我修复过程中形成骨赘。本质上属于慢性疾病，一般不造成危急情况，不需要立即就医。如果出现关节疼痛、僵硬或活动受限、肢体麻木或关节肿大，则需要及时就医并采取外科手术方式进行干预。

（3）实验室检查报告　患者在入院前，医生通常会关注患者血液检查中反应炎症情况的指标，如C反应蛋白、血沉等。这些指标如果超出标准范围的上限，在一定程度上代表着炎症进展期，与感染和自身免疫性疾病（如类风湿关节炎）呈现相关性，是膝关节手术的禁忌指标，需要待炎症得到有效控制后，才可考虑手术治疗。

第五章

膝关节运动损伤的预防

37. 如何预防膝关节运动损伤？

膝关节运动损伤会对膝关节功能造成比较大的影响，所以膝关节运动损伤主要是防患于未然。

首先，要了解膝关节组织结构，具体内容可详见第一章内容。膝关节运动损伤以半月板和韧带损伤最为多见。损伤后的常见临床表现包括局限性疼痛、关节肿胀、弹响和交锁现象、股四头肌萎缩、打软腿等。

对于膝关节运动损伤，可以采取如下几种方式进行预防：

第一，要加强对膝关节的保护，患者在做一些剧烈活动之前一定要做好充分的热身运动，而且如果患者既往有一些膝关节相关疾病，在做剧烈活动时一定要注意佩戴好相关的护具，比如弹力绷带、护膝（图5-1）等。

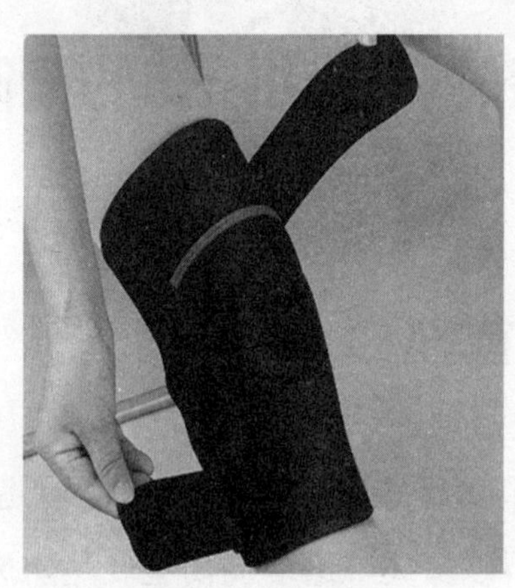

图5–1 护膝

第二，做好膝关节的保暖，有很多膝关节的炎症都是由受凉引起的，所以要注意做好保暖。这也是预防膝关节损伤的一个重要方式。

第三，减少一些劳损性的因素，比如患者尽量不要做较大的负重或者是登山、爬楼梯这样的锻炼活动。另外，如果患者的膝关节既往有一些相关疾病，尽量不要做一些涉及由高处往下跳或者是反复跳跃的这一类活动。

第四，加强膝关节的肌肉力量练习，如果增强了膝关节周围的肌肉力量，有助于保护半月板，但是这种锻炼建议患者尽量在不负重的情况下进行，比如股四头肌收缩训练（图 5-2）、游泳等方式。

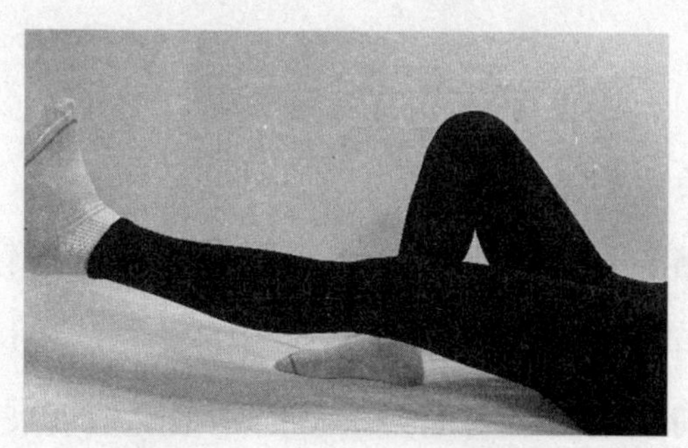

图5-2 股四头肌收缩训练

其次，膝关节损伤易发生人群包括运动爱好者、运动员。

尤其在跳起落地时，正确的落地技巧对预防膝关节损伤很重要。建议落地时，应前脚掌先着地，膝关节弯曲，躯干微微向前倾。尽可能避免膝关节向侧方或前后的动作。切记在落地时膝关节不可向内扭曲，并且尽量减轻冲击力。在运动训练中还应做到以下几点：

（1）运动前要做好热身运动，使关节先活动开。

（2）不要在疲劳状态下进行运动，这样反应迟钝，动作不容易协调。

（3）在运动中，要防止激烈动作造成意外损伤。

（4）避免膝关节的过度劳累，尽量不要做膝关节负重的下蹲运动。

（5）身体过于肥胖者应减轻体重，减轻体重不但可以减轻膝关节上下作用的受力，还可以减少横向髌股关节的受力，从而延缓病情发展。

（6）逐渐增加训练负荷，改善灵活性、力量和根据年龄的增长提供切合的运动技能指导至关重要，所以进行体育锻炼时应避免超负荷。

（7）加强核心力量的训练，包括以下几项：

① 核心稳定性训练（如俯卧撑、弓步提拉加手臂配合）。

• 俯卧撑：双手撑起上身，打开，与肩同宽或比肩稍宽，身体成一条直线；身体向下，直到胸部距离地面 3 ～ 5 厘米。此时双肘与躯干夹角大概 45°；推起躯干并离开地面，直到手臂伸直，为一个完整的俯卧撑。

• 弓步提拉加手臂配合：下肢弓步，快速向前提拉后腿然后摆臂，落地时动作可慢些。

② 本体感觉训练（如单腿平衡、单腿站立）。单腿平衡、单腿站立：手臂自然下垂，单脚静态站立，保持 10 秒，然后再增加动作（单腿前后摆动 10 次，然后向一侧摆动 10 次，或再加入足部旋转动作，朝顺时针和逆时针各做 10 次）。

③ 扰动平衡训练（如单跨步恢复平衡等，可借助仪器进行）。单跨步恢复平衡：单腿站于软踏上，另一条腿向前、后、左、右四个方向伸展。每个方向完成 6 ～ 8 次。要注意支撑腿的稳定性，保持抬头挺胸，目视前方。

④ 姿势修正训练（如强化深蹲训练），提高身体摆动能力，以此保证膝关节的稳定和灵活。

加强深蹲训练：深蹲前先进行热身运动，而后将身体保持在立正姿势，双脚距离与肩同宽，缓慢屈髋（将臀部向后坐）同时屈膝，逐渐下蹲，至大腿与地面保持平行；静态维持数秒后，待感到大腿肌肉紧绷、酸胀时，缓慢起身恢复初始姿势。重复练习数次，以加强大腿前侧（以股四头肌为主）肌肉力量。注意要保证膝关节与脚尖在同一直线上，不能只做膝关节往前推的动作，深蹲时不要让膝关节超过脚尖，以免造成膝关节损伤。

注意：以上训练主要适用于专业运动员，需在相关人士的指导下完成，请勿自行盲目训练，以免造成运动损伤。

（8）饮食方面，应多吃富含蛋白质（图 5-3）、钙质、胶原蛋白的食物，如牛奶、奶制品、大

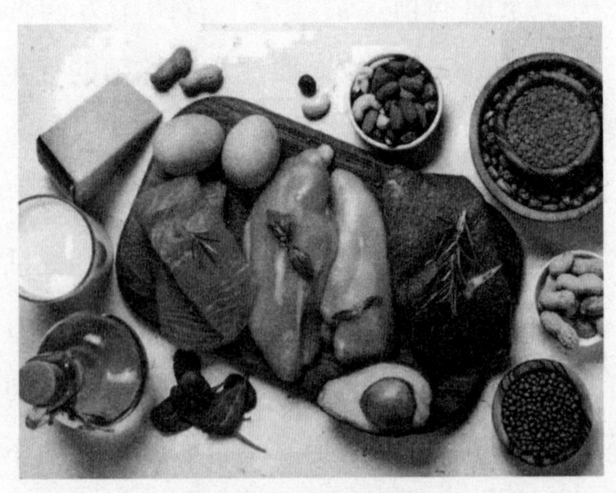

图5-3　高蛋白食物

豆、豆制品、鸡蛋、鱼虾、海带、黑木耳、鸡爪、猪蹄、羊腿、牛蹄筋等，这些既能补充蛋白质、钙质，防止骨质疏松，又有助于软骨生长及关节润滑液的分泌，使骨骼、关节更好地进行钙质的代谢。

做好以上几点，就可以更好地延缓关节退变，减少关节面的磨损，让自己的关节拥有更长的寿命。

第六章 膝关节运动损伤的治疗

38. 膝关节运动损伤有哪些治疗原则需要遵循?

对于膝关节运动损伤，首先需要明确损伤的部位以及严重程度。膝关节损伤，包括膝关节软组织损伤、关节重要结构，比如半月板、交叉韧带、内外侧副韧带等损伤，以及骨折等等。膝关节损伤的患者，通常需要进行膝关节X线、CT或者MRI检查来明确损伤的部位以及严重程度。治疗上，需要遵循“阶梯化治疗”的原则，对于轻度的损伤可以采取保守治疗，如果仅仅是皮肤皮下组织损伤，通过清创缝合、消毒、换药、消炎镇痛、抗生素等治疗，大部分患者预后良好。如果涉及韧带损伤轻者需要进行石膏外固定，严重者需要进行手术，如韧带缝合、修补以及重建等等。对于出现膝关节骨折的患者，由于骨折通常累及关节腔，属于关节内骨折，如果有移位的话，大部分患者需要考虑手术治疗。

39. 膝关节运动损伤保守治疗的方式有哪些？

当发生膝关节运动损伤时，大多数人的第一反应是“是不是得做手术？”“需要把关节或者韧带都换掉吗？”。其实不用过于恐慌，对于膝关节的运动损伤，会依据患者年龄、性别、体重、自身危险因素、损伤部位及程度等选择阶梯化及个体化治疗。下面来重点介绍膝关节运动损伤的保守治疗方式。

（1）改变不良的生活习惯

① 避免爬山、上下高层楼梯以及各种反复蹲、跪等负重运动；

② 避免久坐不动，预防肌肉萎缩，保持关节活动度；

③ 控制体重：超重会增加关节负担，应保持

标准体重；

④ 急性疼痛期尽量休息，减少活动，可使用手杖、助行器等协助活动。

（2）科学合理运动　进行有关肌肉或肌群的锻炼以增强肌肉的力量和增加关节的稳定性。

（3）物理治疗　可采用水疗、冷疗、热疗、按摩等方法来促进局部血液循环、减轻炎症反应。

（4）药物治疗

① 口服消炎镇痛药物：非甾体抗炎药，如塞来昔布、氟比洛芬等。

② 口服保护软骨药物：如硫酸氨基葡萄糖，在缓解疼痛、改善关节功能方面作用缓慢，收效有限，需长期服用。

③ 局部关节腔注射药物：常用的有几丁糖、玻璃酸钠等，可有效缓解疼痛，改善关节功能。

④ 抗焦虑药物：可应用于长期持续疼痛的膝骨关节炎患者，尤其是对非甾体抗炎药不敏感的患者。

（5）富血小板血浆（PRP）注射治疗　可用于治疗难自愈组织的损伤。

以上是膝关节运动损伤的保守治疗方法，具体落实到药物使用、个性化治疗上，还是要咨询医生，必须在医生的建议和指导下进行。

40. 口服消炎镇痛药治疗膝关节运动损伤会有哪些优点和不足?

临床上常用于治疗膝关节运动损伤的消炎镇痛药主要为非甾体抗炎药（NSAIDs），包括布洛芬、塞来昔布、氟比洛芬、双氯芬酸等。这些药物既有镇痛作用，又有抗炎作用。主要作用机制是抑制环氧化酶活性，减少前列腺素合成，发挥减轻炎症所致的关节疼痛和肿胀。其主要不良反应有胃肠道症状、肾或肝功能损害、影响血小板功能、可增加心血管不良事件发生的风险。

41. 口服保护软骨药物治疗膝关节运动损伤有哪些优点和不足?

临床上常用的口服软骨保护剂有硫酸氨基葡萄糖，它能促进软骨合成、抑制关节软骨分解，同时还具有抗炎作用。硫酸氨基葡萄糖中富含的硫酸根本身也是合成软骨基质的必需成分之一。此类药物能够缓解疼痛症状，改善关节功能，长期服用（2 年以上）还能够迟滞关节结构的破坏。

硫酸氨基葡萄糖起效较慢，但药物安全性佳，适合作为基础治疗用药长期服用。

42. 局部封闭疗法治疗膝关节运动损伤有哪些优点和不足?

局部封闭疗法简称“局封”，是由局部麻醉演变而来的一种治疗疼痛的方法。封闭疗法是一种简单、安全、疗效可靠的缓解膝关节运动损伤患者疼痛或不适的治疗方法，特别是创伤性滑膜炎、腱鞘炎、腱性止点损伤等。

封闭疗法的基本操作方法是，将局麻药（如利多卡因）和激素类药物（如得宝松）的混合液注射于疼痛的部位，阻断损伤后的局部病灶向中枢神经系统发出疼痛信号，同时也可以改善局部血液循环和淋巴回流。减少炎性渗出，有利于防止局部粘连，达到消炎、镇痛的目的。

局部封闭疗法的缺点包括：可能会引起局部

疼痛，但是疼痛感一般是因人而异的，因为每个人对药物刺激的表现程度是不一样的。封闭治疗中局部的麻醉药能够对患者有缓解疼痛的作用，但是 1 ～ 3 天之后药效就会逐渐减轻，作用时间相对较短。局部封闭疗法只对一些慢性疾病的治疗效果明显，像滑膜炎和肌腱炎等。但是对于一些急性的关节损伤疾病，如急性软组织损伤、创伤性滑膜炎，封闭治疗就只能有减轻疼痛的作用，患者需要在医生的指导下，适当地进行休息和功能锻炼。

43. 玻璃酸钠关节腔注射治疗膝骨关节炎有哪些优点和不足？

当膝关节发生运动损伤后，患者在进行休息、运动康复、口服消炎镇痛药等措施后，局部肿胀、疼痛的症状仍没有明显改善，可以尝试性进行玻璃酸钠关节腔注射治疗。

玻璃酸钠具有多种重要的生理功能，如润滑关节、调节血管壁的通透性、调节蛋白质成分、促进创伤愈合。膝关节自身分泌的滑液中主要成分就是玻璃酸钠，它能减轻人体行走和运动中对关节的冲击，还能减少骨与骨之间的摩擦，起到润滑作用。此外，玻璃酸钠和蛋白聚糖等物质一起构成的聚羟基乙酸，是构成软骨基质的主要成分。

当膝关节软骨损伤，发生退行性改变后，关节滑液中的玻璃酸钠分子量、浓度和黏弹性均降低，润滑作用也减弱。玻璃酸钠注射到关节腔以后，在体内的存留时间短则几小时，最长不超过几天，但它的作用却可以持续几个月，玻璃酸钠起到的不单纯是机械的润滑作用，还可以有以下作用：①黏附于关节软骨及滑膜组织表面，保护软骨、滑膜免受酶、化学物质以及毒素等的破坏；②调整滑膜的通透性，恢复滑膜的吸收功能，使肿胀减退；③营养关节软骨，促进受伤的关节软骨自然修复和愈合；④抑制炎症反应，缓解疼痛。

玻璃酸钠联合注射的缺点包括：仅作为治疗膝骨关节的一种辅助手段，对轻中度的关节炎有效；对于程度较重的关节炎，或者伴有半月板损伤的关节炎，需采取另外的治疗措施。皮肤感染或关节活动性感染都不能做关节腔注射，否则会引起感染加重，这是绝对的禁忌证。

44. 富血小板血浆（PRP）注射治疗有哪些优点和不足？

PRP 即 Platelet-Rich Plasma（富血小板血浆），是通过离心的方法从全血中提取出来的血小板浓缩液，含高浓度的血小板、白细胞和纤维蛋白，以及各类生长因子，注射到病变部位后可加速组织的恢复进程，减轻疼痛和控制炎症，达到修复损伤组织、改善症状的效果。

PRP 注射治疗可用于如膝关节半月板等难自愈组织的损伤治疗。PRP 提取于患者自体血液，可以避免药物不良反应、传染性疾病的传播和排斥反应。同时，PRP 中含有大量的生长因子，如血小板源性生长因子（PDGF）、转化生长因子 β（TGF-β）、胰岛素样生长因子 1（IGF-1）等，能够为组织愈合创造良好的条件。

PRP 的缺点包括治疗费用并不低；对于一些特殊的患者无法达到期望的疗效，在效果出现之前和效果持续的时间段之间存在个体差异；且手术后几天可能伴有疼痛、肿胀、发热、发红等症状（但这些症状是短暂的，几天后会逐渐改善）。此外，PRP 治疗仍有许多禁忌证，有部分人群无法适用：①癌症史；②使用抗癌药、生物制剂或免疫抑制剂；③患处伴有细菌感染；④有心脏病、肺病、肝病、肾病、出血倾向、血液病、无法控制的糖尿病和高血压等；⑤有血源性感染；⑥血常规结果显示血小板计数异常；⑦在 1 个月内接受过 PRP 治疗。

由此看来外科干预联合 PRP 治疗似乎是一种更为合理的选择。

45. 膝关节损伤急性期如何处理？

膝关节是我们用得最多的关节之一，因为人类区别于其他哺乳动物的标志之一就是直立行走，因此位于下肢中部的膝关节成为了普通生活和运动中活动范围最大、承受压力最大、也最容易受到损伤的关节之一。

膝关节损伤的患者急性期应多卧床休息，减少膝关节活动，以有利于膝关节炎症的吸收和肿胀的消退。膝关节损伤急性期通常是在损伤后24小时内可以使用冰袋冷敷患处。也可以局部外敷消瘀止痛膏。如果出现膝关节有积血积液比较多，可以视情况穿刺抽液。抽尽膝关节内的积血积液后，然后用弹性绷带加压包扎，以促进消肿和炎症的吸收，防止纤维化和关节粘连。膝关节损伤急性期通常仍需要使用长腿外固定装置保持患膝伸直，外固定装置可选用管形石膏或支具，但是必须确保良好的塑形以及固定牢固。

46. 膝关节损伤急性期使用固定装置（石膏、可调节支具）的方法和注意事项有哪些?

（1）使用石膏固定的方法和注意事项

① 需平整，切勿将石膏绷带卷扭转再包，以防形成皱折；

② 石膏塑型：使石膏绷带干硬后能完全符合肢体的轮廓；

③ 应将手指、足趾露出，以便观察肢体的

血液循环、感觉和活动功能等，同时有利于功能锻炼；

④ 石膏绷带包扎完毕抹平后，应在石膏上注明包石膏的日期和类型，如有创口的，应有标识位置或直接开窗；

⑤ 密切观察肢体远端的血液循环、感觉及运动。如有剧痛、麻木及血运障碍应及时将石膏绷带纵行剖开，以免发生缺血性肌挛缩或肢体坏死；

⑥ 为防止骨质疏松和肌萎缩，应鼓励患者积极进行功能锻炼。

（2）膝关节损伤急性期除石膏固定以外，还可以使用支具（图 6-1）进行下肢固定。膝关节支具的使用方法和注意事项如下：

① 首先测量好腿围，选择合适的大小尺寸；

② 解开所有固定的粘扣绑带；

③ 使铰链轴与膝关节活动轴在一条线上；

④ 调整卡盘到所需角度，固定粘扣绑带，使其起到牢固固定的作用。注意两侧的卡盘跟膝关节在一个水平线上；

⑤ 调整粘扣绑带时，要从接近膝关节的两边

开始固定。

注意：角度调节应遵循医生的指导。

应避开皮肤破损处，必要时可在骨凸位置垫软垫，以保护皮肤。

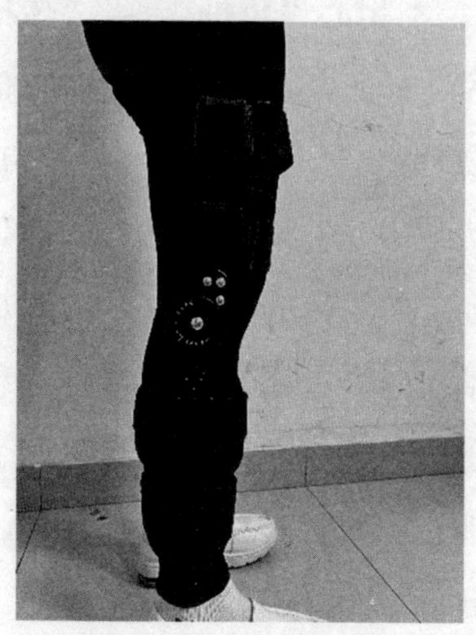

图6-1　可调节支具

47. 膝关节运动损伤手术治疗的方式有哪些？各有什么优缺点？

膝关节运动损伤手术治疗的方式主要包括膝关节镜下自体韧带重建术、膝关节镜下人工韧带重建术、半月板成形术、半月板缝合术、半月板切除术、胫骨结节截骨术，以及人工全膝关节置换术等。

就自体或人工韧带重建术来讲，首先来对比一下自体肌腱和人工韧带。自体肌腱最大的优点是“经济”，不担心“免疫排斥”“传播疾病”等缺点。虽然没有证据表明取走自体肌腱后对患者功能有明显影响，但是肯定需要牺牲自身的结构。一般取髌韧带中 1/3 部分、腘绳肌腱等，前者是目前治疗前交叉韧带的金标准，主要是韧带的两端是骨性部分，可以很好地和骨隧道愈合，但是取了这部分肌腱后髌韧带就相对薄弱了，而且髌骨缺损一部分，术后容易骨折，此外，最重要的是术后有相当一部分患者发生髌前痛。人工韧带是为避免上述的缺点而开发的人工移植物，以避免自体结构缺失和传播疾病。支架型人工韧带的关节内部分具有多孔结构，既能承载负荷（重建后完全负重），又允许并刺激损伤韧带残段纤维组织缓慢长入，如：LARS 韧带、Leeds-Keio 韧带。

半月板成形术是膝关节半月板损伤采取的常

用关节镜微创术式。简单来说就是将破裂的半月板进行修整，使修整后的半月板形状与股骨与胫骨相对应地进行匹配和适应。半月板成形术主要应用于Ⅲ度半月板损伤或半月板破裂的患者。

除了半月板成形术外，还有半月板切除术和半月板缝合术，需根据损伤的严重程度来决定采取何种术式。如果是较轻的损伤，可以采取半月板缝合术；如果是中度的损伤，只须采取半月板成形术；如果是比较严重的损伤，或者是陈旧性损伤，可以采取半月板切除术。

治疗髌骨脱位时可采用胫骨结节截骨术，它是一种骨骼力线重建手术，用于改善髌骨的运动，治疗髌骨移动轨迹异常，以有效根治复发性髌骨脱位，提高膝关节功能，延缓关节退变。

经过几十年发展，人工膝关节置换手术在临床上运用得十分普遍，而且术后远期疗效非常不错。对于骨性关节炎病情出现恶化变形的患者，通过人工膝关节置换手术改善关节功能、减轻疾病痛苦、提高生活质量，是一个很不错的选择。术后主要问题是术后康复，患者进行手术以后，需积极配合医生进行术后关节功能恢复的康复训练。若手术操作较好，加上术后比较积极地进行康复训练，患者基本上在术后短期之内就能够获得比较好的关节活动状态。当然手术 10 ～ 15 年以后，人工关节还有骨骼之间可能会出现问题，比如松动，松动率可能在 5% ～ 10% 左右。当然，有患者可能还会面临二次手术翻修问题，而高昂的手术费用也是不少手术患者面临的问题。因此，进行人工全膝关节置换术实际是风险和收益并存的问题，需根据自身实际情况进行选择。

48. 什么是膝关节镜手术？

日常生活中经常听到有人做了胃镜检查，也有人做了微创的腹腔镜下胆囊手术，那你是否知道在处理膝关节病变时也可以做类似的内镜——膝关节镜手术。

首先了解一下什么是关节镜。

关节镜本质是内镜，其直径在 5mm 左右，像筷子一样粗细，端部装有带照明装置（图 6-2）。

医生可通过两个1厘米左右的微创手术切口将关节镜插入膝、肩、踝等关节内部，放大关节腔内的结构并以高清图像的形式显示在屏幕上（图6-3）。关节镜不仅可以用来观察关节结构、发现病变组织，还可以直接对关节病变进行治疗。

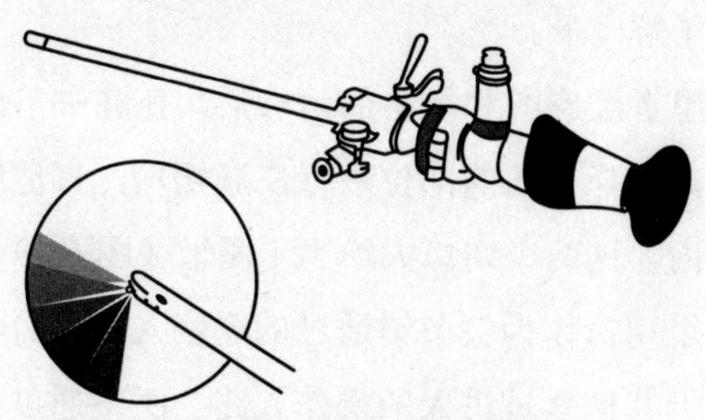

图6-2　关节镜器械示意

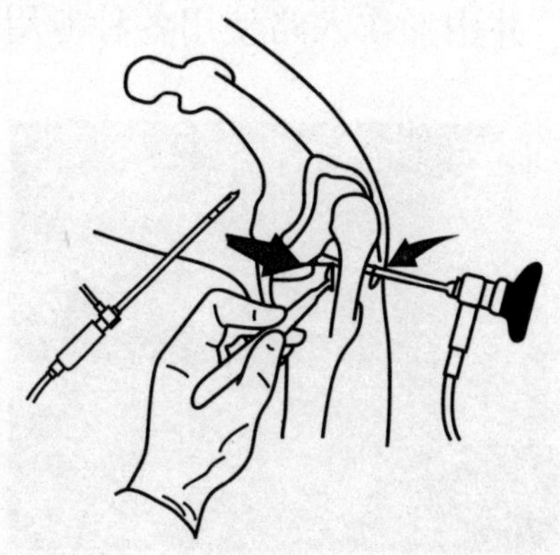

图6-3　关节镜术中操作示意

那么什么是膝关节镜呢？

膝关节镜主要是用来处理膝关节内的各种损伤和病变，例如半月板损伤、交叉韧带损伤、滑膜炎、膝关节粘连、软骨损伤、关节内骨折等。

膝关节镜手术到底是怎么进行的呢？下面来简单了解一下。

患者经麻醉和严格的消毒后，在膝关节的内外侧，选择合适的部位进行皮肤切口，直达膝关节腔内，这两个切口大约为1厘米（图6-4），其中一个切口作为关节镜通过的观察入路，另一切口作为其他器械进入的操作入路。医生通过投射在显示器上的关节内图像进行直观的检查，确诊相关病变，并由操作入路使用各种专用器械进行

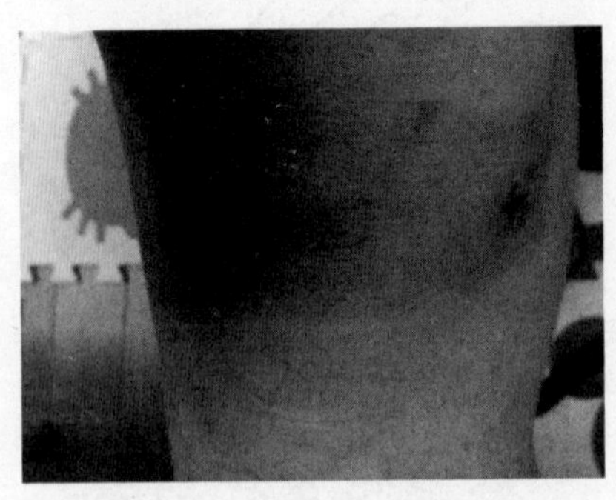

图6–4　关节镜切口外观

手术操作。手术完成后对切口进行缝合并用敷料包扎，在术后 1 ～ 2 周即可拆除缝线。关节镜手术示意见图 6-5。

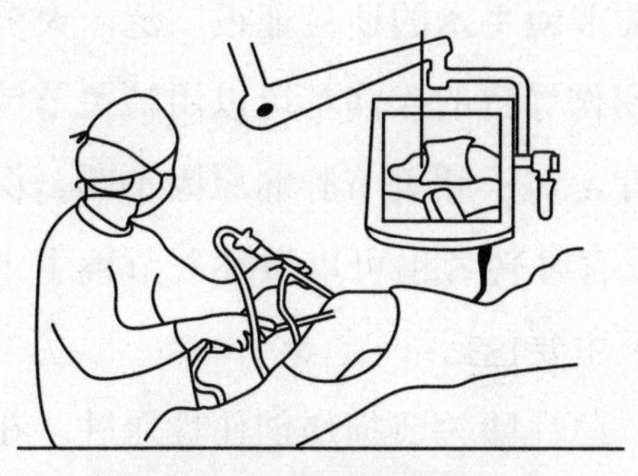

图6–5　关节镜手术示意

与传统手术相比较，膝关节镜手术切口小，皮肤瘢痕小，痛苦少，不需要切开关节囊，属于微创手术，并发症相对较少，患者更容易接受。另外，膝关节关节镜能够精确、直观地了解病变情况，有利于明确诊断。而且手术不影响膝关节周围肌肉结构，术后早期患者就可以下地活动和进行功能锻炼，有利于膝关节功能的恢复。还有膝关节镜手术的适应证较宽，禁忌证少，可以做到过去开放性手术很难完成的手术，比如半月板部分切除术等。

49. 膝关节镜手术的适应证有哪些?

膝关节镜手术的适应证很广泛，大多数膝关节运动损伤导致的疾病都可以用膝关节镜进行诊断和治疗，对于膝关节肿痛原因不明、保守治疗3个月没有好转者也可以做膝关节镜手术，其手术适应证主要包括：

（1）急性膝关节损伤创伤性血肿　在急性创伤性关节内血肿，膝关节X线片未发现骨折，临床检查没有明显的韧带损伤时可做膝关节镜检查冲洗，处理可能的软骨损伤。

① 交叉韧带损伤：可采取修补或加强手术。

② 半月板周缘损伤：可采取缝合术。

③ 骨软骨骨折：去除软骨碎片。

④ 胫骨平台骨折：可采取镜下复位和内固定。

（2）机械性损伤

① 盘状半月板损伤：可采取部分切除成形术。

② 交叉韧带损伤：可采取韧带重建术。

（3）膝关节疼痛

① 髌骨半脱位：髌外侧支持带松解术、内侧支持带紧缩术。

② 退行性半月板病变：可采取部分切除术。

50. 膝关节镜手术的禁忌证有哪些?

膝关节镜手术的禁忌证一般来讲有以下几项：

（1）膝关节局部皮肤感染，可以通过膝关节镜带入关节内，为手术禁忌证。

（2）膝关节间隙狭窄严重，关节镜进入困难，需要行开放手术。

（3）出血性疾病，有严重出血倾向或者凝血功能障碍的患者，需在疾病控制良好后才可进行手术。

（4）侵犯骨骼的病变，一些慢性膝关节骨关节炎晚期患者，病变已侵犯软骨下骨。

51. 什么是人工全膝关节置换术?

严重的膝关节骨关节炎可以选择人工全膝关

节置换（图 6-6）的方式进行手术治疗。什么是人工全膝置换手术，又是如何进行的呢？下面来简单介绍一下。

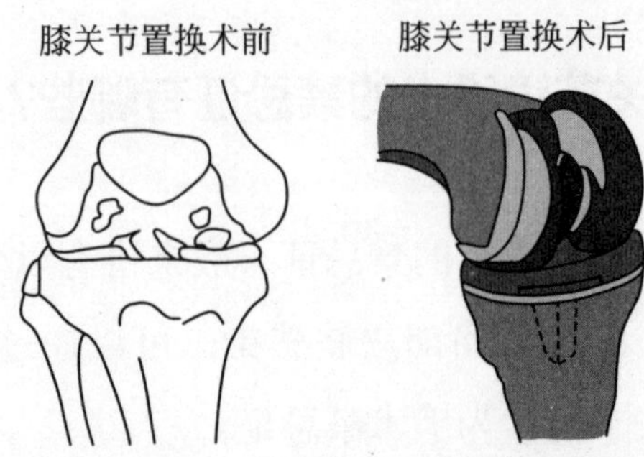

图6–6　人工全膝关节置换前后示意

人工全膝关节置换术是指切除机体已无法自行修复的关节面，用人工关节部件替代损坏的关节，矫正肢体力线，消除膝关节疼痛，维持关节稳定性，恢复膝关节功能的一种治疗方法。

人工膝关节假体主要是钛合金、高分子聚乙烯、陶瓷、钴铬钼合金等材料制成的。这些材料在人体内非常稳定，不会分解。但是，钴铬钼合金人工关节的金属离子能进入血液，极少数人会有血液中的这些金属离子含量增加，但是不会造成任何症状。

膝关节骨性关节炎的患者有部分是老年人，高血压、糖尿病等内科问题很常见，入院后会进行全身的术前检查，只要经过适当调整，都可以使他们的血压、血糖等指标接近正常，从而顺利手术。

人工全膝关节置换术是怎么做呢？具体手术操作步骤（图 6-7）如下：

（1）将磨损坏掉的关节软骨去除，并制备假体安装的骨面。

（2）根据患者骨骼的大小选择合适的假体型号（股骨）。

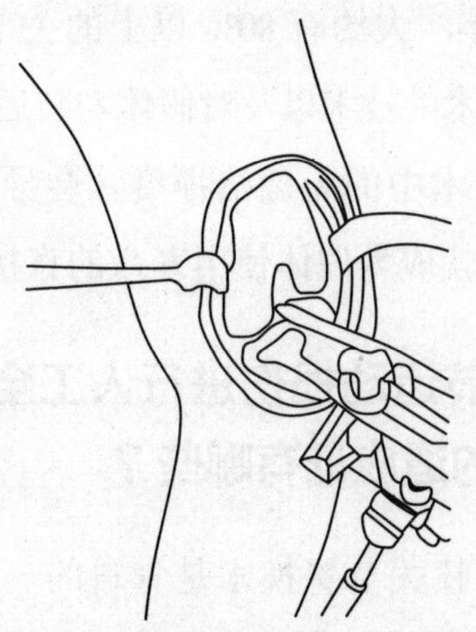

图6–7　人工全膝关节置换术术中示意

（3）根据患者骨骼的大小选择合适的假体型号（胫骨），并选择合适的垫片厚度，以达到完美的屈伸功能。

（4）屈伸膝关节来测试活动度。

（5）冲洗，逐层缝合，关闭切口。

人工膝关节、人工全膝关节置换术是一个比较成熟的手术，随着手术理念不断完善，手术技术也不断提高；假体材料的不断进步和制造工艺的不断前进，关节假体的使用寿命也较以前大大延长。目前，根据总结以往手术病例的数据，在手术后 10 年，大约有 90% 的人工关节在正常使用。手术后 20 年，大约有 80% 以上的关节功能良好。此时整个手术的技术以及对假体安装后下肢力线的恢复好坏和术中的无菌洁净度（会导致关节置换术后感染）就成为假体使用寿命的直接关键因素。

52. 膝关节运动损伤进行人工全膝关节置换术的适应证有哪些？

人工全膝关节置换术是骨科的一种常见手术方式，能够非常有效地解决由损伤导致的较严重的膝关节问题或关节镜手术治疗无效的膝关节问题，极大地改善患者的症状。

人工全膝关节置换手术的适应证如下：

（1）创伤性骨关节炎　严重涉及关节面的创伤后的骨关节炎，如粉碎性平台骨折后关节面未能修复而严重影响功能以及因半月板损伤或切除后导致的继发性骨关节炎等病例。

（2）退行性膝骨关节炎（OA）　占全膝置换术的 70% ～ 80%。

（3）大面积的膝关节骨软骨坏死或其他病变不能通过常规手术方法修复的病例。

但也不是所有重度骨质疏松的患者都能够进行人工全膝关节置换手术。如果存在以下情况（见下文禁忌证），不适宜进行人工全膝关节置换手术。

53. 人工全膝关节置换术的禁忌证有哪些？

人工膝关节表面置换术主要用于严重的关节疼痛、不稳、畸形，正常生活活动严重障碍，经过非手术治疗无效或者效果不显著者。可以通过此手术极大减轻患者的疼痛，提高生活质量，但它也有严格的手术禁忌证。

人工全膝关节置换手术的禁忌证如下：

（1）膝关节周围的肌肉萎缩或者是神经性疾病，导致膝关节没有力量；

（2）全身急性或者慢性的感染性疾病没有得到有效的控制，膝关节局部有感染的征象，还有活动性结核、感染以及出血性疾病等；

（3）膝关节已经长时间融合于功能位，没有疼痛和畸形等症状；

（4）患有严重的心、肺、脑疾病，糖尿病以及严重的骨质疏松症等，一般情况较差，无法耐受手术。

54. 膝关节镜手术存在的主要风险有哪些?

膝关节镜属于微创手术，对人体创伤小、恢复快，临床应用较多。主要手术风险如下：

（1）麻醉风险　体质差的患者，尤其老年患者易合并基础疾病，如高血压、糖尿病、心肺功能不全等，麻醉存在一定风险。建议术前完善相关检查，控制各项指标，可减少、控制风险；

（2）关节粘连　术后未按照医生指导进行功能锻炼者，可导致关节粘连，影响功能恢复。

55. 人工全膝关节置换手术存在的主要风险有哪些？

人工全膝关节置换术已经有很长的历史，适用于膝关节疾病影响日常生活且满足适应证的患者，获得了非常好的效果，为广大医生和患者所接受。但是做任何手术都有风险，人工全膝关节置换术同样也存在风险，具体如下：

（1）远期磨损　也称使用年限风险。因为膝关节是人造关节，随着人体不断走路等活动会造成磨损，通常十几年之后可能会磨坏，则需要进行第二次手术，称为人工关节翻修术。

（2）感染　人工全膝关节置换术后感染是非常严重且风险较大的并发症，一旦发生感染，需要把原来关节取出来，经过长时间清理，然后才能再做第二次手术。

（3）血栓　一般血栓发生在术后 2 ～ 3 周或 4 ～ 5 周。术后患者下肢血管里的凝血因子黏稠度升高，血凝块堵在血管中，血液流动缓慢，形成血栓。更严重的是，血栓如果掉下来会顺着血液传到心脏，造成肺栓塞，就会危及生命。为了预防血栓，做完手术以后，应尽早活动，也可使用足底静脉泵、弹力袜等机械预防以及抗血栓的药物来进行药物预防。

（4）其他风险　比如部分患者做完手术后，仍会有不适感。还有很少一部分患者会觉得走路姿势不标准，关节活动度（即伸、屈范围）可能没有达到理想效果，甚至造成膝关节僵直。以上风险都客观存在，虽然不常发生，但是一旦发生，会感到头痛等。因此做人工全膝关节置换手术前，要对风险有充分的了解，和医生有充分的沟通后，再决定是否进行人工全膝关节置换术。

56. 膝关节镜手术前需要做哪些配合和物品准备?

膝关节镜手术前的配合和物品准备如下：

（1）检查准备　术前需要确认是否已做好心电图、胸部X线片等检查。

（2）皮肤准备　前一日做好个人清洁卫生工作：用碘伏配置药液泡足2次/日；条件许可下用氯己定（洗必泰）抗菌沐浴液洗澡（女性术前须卸妆及擦净指甲油）；修剪指（趾）甲。

（3）饮食及药物配合　晚上12:00后禁食禁水。若需服用抗高血压药者，术晨一口水吞服抗高血压药即可。

（4）物品准备（图6-8）除一般生活用品外，还需准备：尿垫；便盆（男性需准备男式尿壶），并练习床上大小便；吸管；一般情况下关节镜术后第二天即可正常行走，如有需要，术前两天根据病情为患者选择合适的拐杖和固定支具，并逐渐适应在床上抬高患肢的体位。

（5）其他配合　更换干净病号服，不穿内衣内裤，取下金银首饰、手表、眼镜（隐形眼镜）、发夹及活动假牙，若是固定假牙术前谈话请告知麻醉师。

（6）股四头肌等长和等张运动训练　患者应

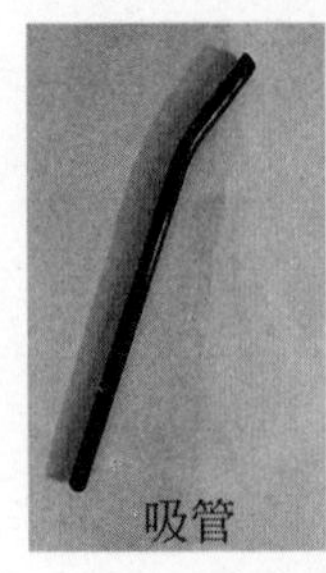

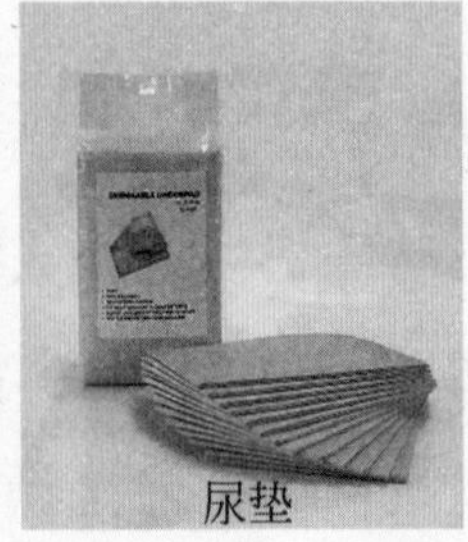

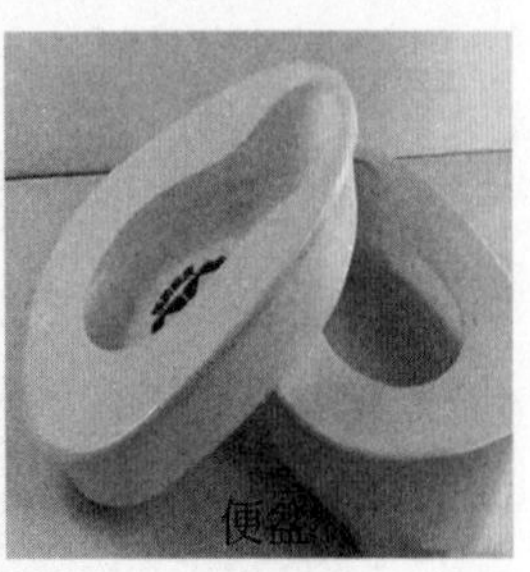

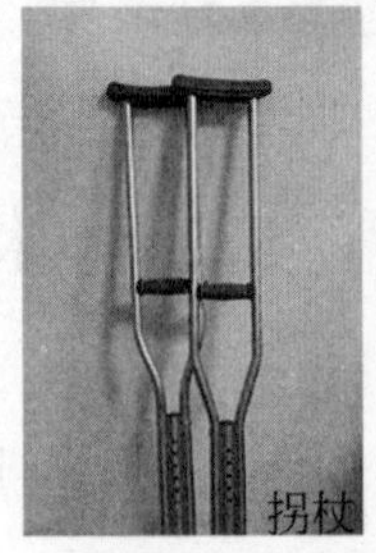

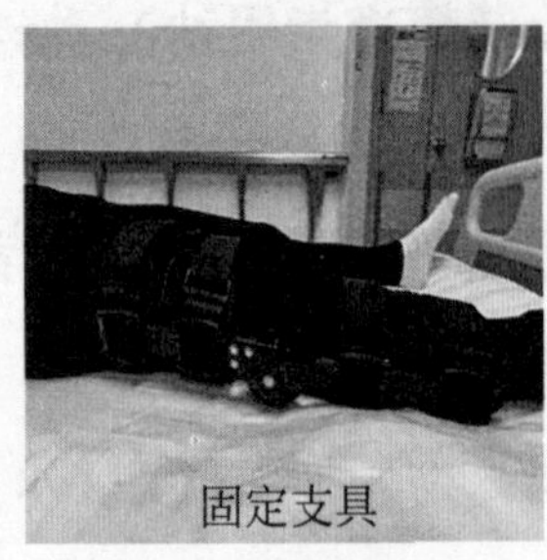

图6-8 膝关节镜手术物品准备

进行股四头肌等长收缩和等张收缩锻炼，10次为1周期，每3周期为一组，每日训练3组。可做以下两种方法。①股四头肌等长收缩运动：用力绷紧大腿肌肉，此时用手摸有条索状的肌肉隆起。练习时间视病情而定，开始1～2秒，逐渐达到5秒。每次持续直至肌肉不能持续为止。②股四头肌等张收缩运动：平卧，患肢做直腿抬高的锻炼。

57. 人工全膝关节置换手术前需要做哪些配合和物品准备？

人工全膝关节置换手术前的配合和物品准备如下：

（1）检查准备

① 一般检查：进行血、尿、粪常规，血生化、凝血功能、输血前全套、心电图、胸部X线片、B超等检查。

② 特殊检查

a. 下肢血管彩超：因需要长时间阻断下肢血流，故需评估风险。

b. X线片：下肢负重位全长、膝关节侧位、髌骨轴位片等。

③ 体格检查：评估软组织情况，如皮肤是否感染、瘢痕挛缩，膝关节的活动度，内、外侧副韧带的张力，是否存在内、外翻畸形以及关节活动受限的范围。

（2）皮肤准备　男性术晨剃胡须，剪短头发；使用2%葡萄糖酸氯己定（洗必泰）消毒液洗澡

（或擦澡）更衣，剪指（趾）甲、理发。用无痛碘配置泡足，2 次 / 日。

（3）饮食和药物配合　术前禁食 6 小时，禁饮水 4 小时，为防止术中因呕吐引起窒息或吸入性肺炎。了解术前经常服用的药物，如其他非甾体抗炎药，或长期使用抗凝药物等，是否需要在手术前停药。

（4）物品准备　除一般生活用品外，还需准备：术前两天选择合适的助行器（图 6-9）一个，并逐渐适应在床上抬高患肢，高于心脏 15 ～ 20 厘米。其他所需物品与膝关节镜手术一致。

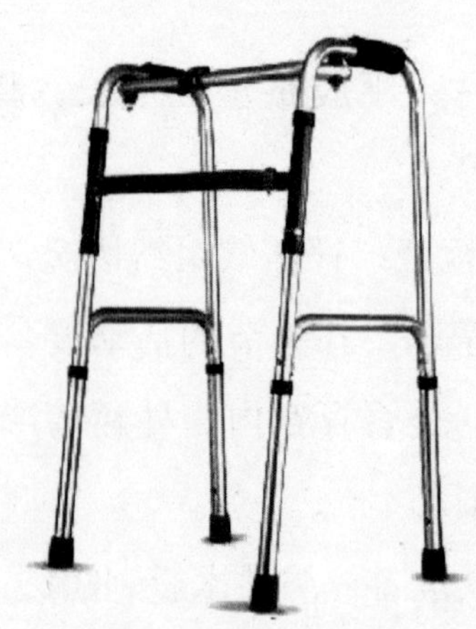

图6–9　助行器

（5）心理护理　可以充分与医生沟通，仔细询问并详细了解可能出现的情况及术后并发症；同时也可与已经成功手术的患者多交流，树立战胜疾病的信心，缓解紧张焦虑情绪，促进术后快速康复。

（6）呼吸功能训练　戒烟时间长于 2 周、正确的咳嗽呼吸训练的意义及方法。学会进行有效咳嗽及咳痰方法，及时清除呼吸道分泌物，保持呼吸道通畅。

（7）术前营养支持治疗　术前应进行全面的营养风险评估。术前对一般情况差（如贫血、低蛋白血症）者应改善全身情况，积极治疗原发病，待体质增强后再行手术。可进食高蛋白、高维生素、高热量食物，遵医嘱添加口服肠内营养辅助制剂。

（8）其他配合和股四头肌等长和等张收缩运动训练　参考膝关节镜手术术前配合。

58. 膝关节镜和（或）人工全膝关节置换手术后如何做冰敷?

从术后第一天起或在恢复期时（术后 3 个月

内），如果膝关节局部明显红肿，皮肤发烫，有较多积液和疼痛症状，或者在做康复训练后膝关节出现肿胀，建议平卧抬高患肢后可进行关节周围冰敷：用干薄毛巾包裹医用冰袋（图 6-10）冰敷 20 ～ 30 分钟，间隔 2 小时可再进行下一次。

使用冰袋时注意：①保持冰袋干燥，保护伤口；②每 10 分钟观察冰敷部位皮肤状况，若有苍白、青紫、灰白或有麻木感应立即停止使用；③睡觉时不需持续冰敷；④膝关节后方腘窝处禁止冰敷。

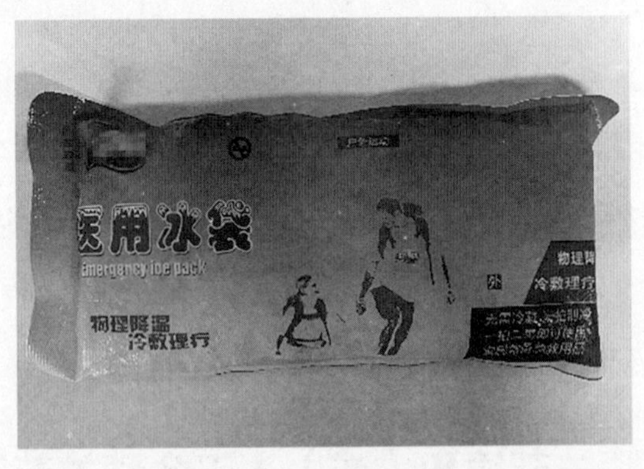

图6–10　医用冰袋

如有条件的情况下，还可使用加压冷疗仪（图 6-11）进行冷敷：是通过冷疗与加压结合的方法，通过微电脑控制低温时间及保持低温效果。

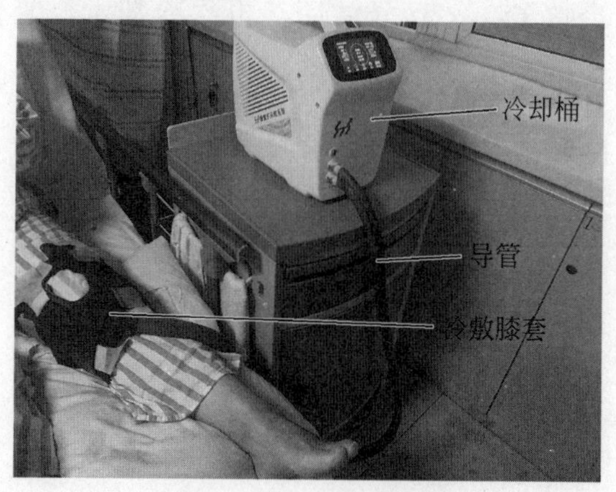

图6-11 加压冷疗仪

加压冷疗仪使用方法如下：术后立即在患侧膝部安装加压冷疗装置。装置由冷却桶、导管和冷敷膝套组成。①连接冷却桶与导管，然后在桶内加水至刻度线，再加入冰块至满，关盖、摇晃、等5分钟水冷却；②上冷敷膝套，将导管另一端与膝套连接；③提高冷却桶约30秒，但不能高于膝套38厘米（超过38厘米高度，冷敷膝套中的水量及重量将会增加）；④打开开关，将冷却水灌注到膝套内；⑤调整温度及冷敷时间（每天2～4次，每次治疗20～30分钟，温度范围控制在10°～15°)，术后48小时后可无需加压。注意冷敷15～30分钟后，再次冷却水，降低冷却桶，使膝套内的水流入桶内，水与冰混合冷却后，再提高冷却桶，使水流入冷敷膝套内。

在使用医用冰袋和加压冷疗仪时注意，有以下禁忌证：

① 血栓闭塞性脉管炎。

② 栓塞性静脉炎。

③ 雷诺现象。

④ 皮肤感觉障碍。

⑤ 重症高血压和肾脏病。

⑥ 体质过弱的老年及婴幼儿患者。

如出现以下状况立即停止冷疗：

① 不断出现发红症状，瘙痒有“燃烧”的感觉。

② 起水疱或皮肤变色。

③ 敷料渗水。

④ 伤口浸渍。

⑤ 过度麻木。

⑥ 伤口开裂（过早破裂）。

59. 膝关节镜和（或）人工全膝关节置换手术后如何饮食?

采取硬膜外麻醉（俗称腰麻）者术后常规去枕平卧 6 小时，术后 6 小时后可进食水；采取全麻者术后可垫枕头，术后 4 小时后可进水，6 小时后可进食，术后当天进食清淡、少油食物，一次不宜太饱，可少量多餐，尽量不吃牛奶、豆浆等易致胀气的食物。

术后第一天：饮食以清淡、易消化的食物为主，如青菜、面食等（图 6-12）。

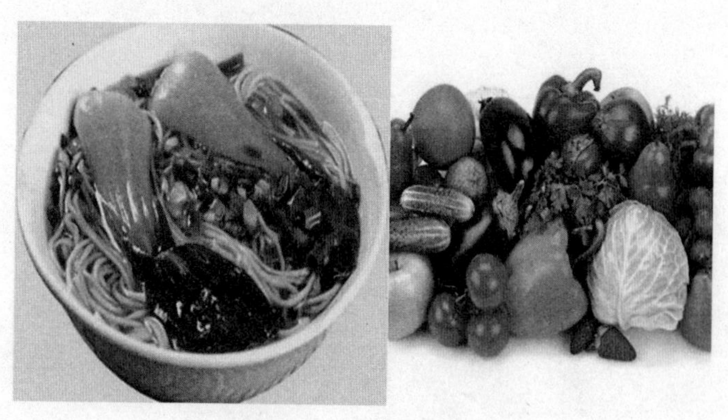

图6–12　术后饮食

术后第二天：可正常饮食，注意加强营养。

饮食宜以补血益气、富含粗纤维、高维生素食物为主，如鹅肝、瘦肉、猪手、蔬菜、水果等。宜食行气止痛、活血化瘀的食物，如萝卜、桃仁、生姜、山楂桃仁粥、枸杞大枣粥。忌煎炸、肥腻、厚味、寒凉的食物。

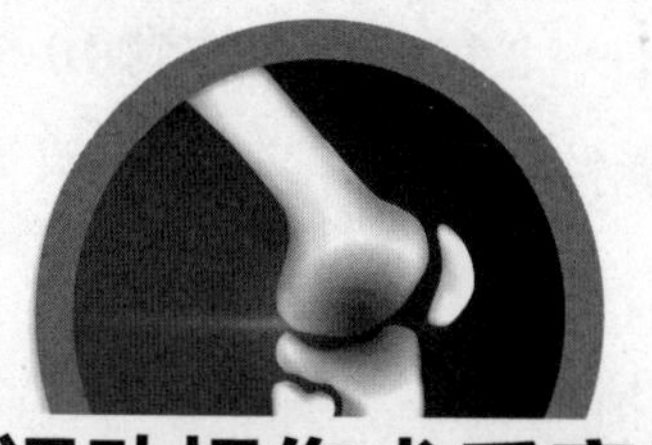

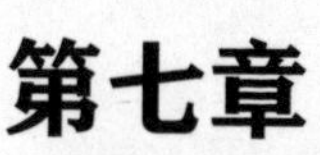

第七章 膝关节运动损伤术后康复训练

60. 半月板损伤术后怎么进行康复训练？

临床实践研究发现，功能锻炼对术后康复有积极的效果。半月板损伤术后康复训练主要包括：肌肉练习、关节活动度练习和行走练习。

（1）肌肉练习

① 股四头肌的等长收缩运动

目的：通过进行患肢的肌肉静力性收缩训练，增强肌力，防止肌肉萎缩，预防挛缩，加强腿部肌肉力量。

方法：手术当天即可进行此项训练。患者平卧于床上，尽量伸直腿部，收紧大腿肌肉，此时用手摸大腿有条索状的肌肉隆起，练习时间因人而异，开始 1 ～ 2 秒，逐渐达到 10 秒，每次持续直至肌肉不能持续为止。重复 10 组为一次，每天 3 ～ 4 次。

② 直腿抬高训练（图 7-1）

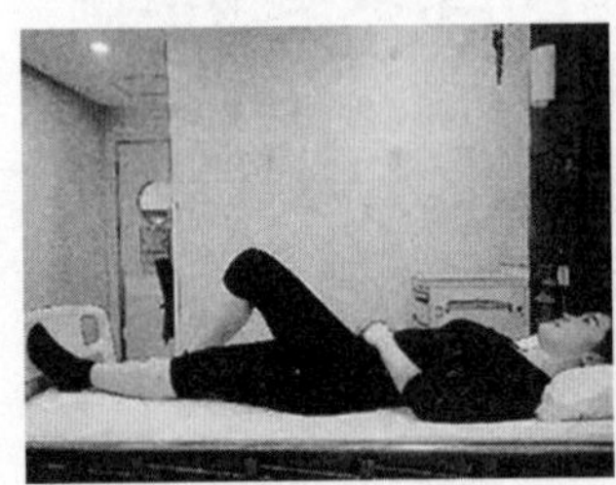
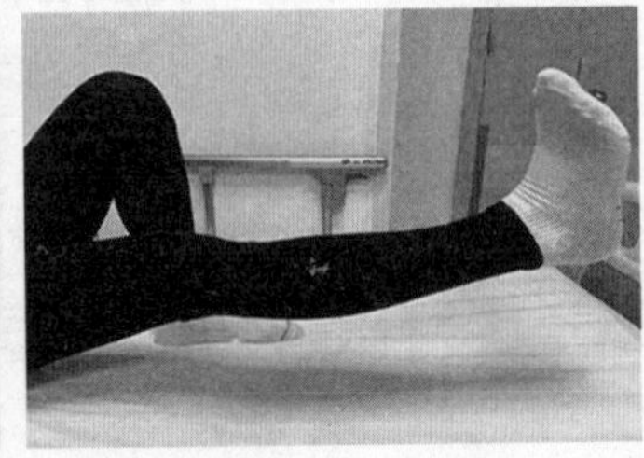

图 7–1　直腿抬高训练

目的：通过患肢肌肉训练加强腿部肌肉力量，避免肌肉萎缩，利于增强患膝的稳定性。

方法：术后第一天即可开始进行此项训练。患者取仰卧位，一侧腿弯曲，腰部紧贴床面（可避免腰部代偿），患侧腿用力勾脚尖，注意尽可能把腿绷直。缓慢匀速抬起患侧腿，抬离床面高度大约 30 厘米（腿与床面成角＜ 30°），保持 10 ～ 20 秒，然后放下，10 ～ 30 组为一次，可逐渐增加，每天 3 次。

③ 终末位伸膝训练

目的：增强股内侧肌斜行纤维肌肉力量。

方法：术后第三天，膝关节疼痛缓解后即可开始进行此项训练。患者取仰卧位，患膝下垫一枕头，保持屈膝约 30°，然后使足跟抬离床面直至患膝伸直，保持 5 ～ 10 秒，放下患肢，放松肌肉。动作缓慢，如此循环往复进行。根据耐受情况，可重复 10 ～ 20 组，每天练习 3 ～ 5 次。

（2）关节活动度练习

① 悬垂小腿动作

目的：被动屈膝，恢复关节活动度。

方法：患者坐于床边，双腿放松自然下垂，膝关节屈曲，如疼痛可将足搁置于座位上，当患者习惯小腿下垂后，再移走座位，该练习每 2 小时一次，每次 10 分钟。

② 坐位屈伸膝关节练习（图 7-2）

目的：增加膝关节屈曲度，恢复膝关节活动度。

方法：患者坐在床边，两腿自然下垂，正常一侧的脚和小腿放在受伤一侧的脚踝上，轻轻用力往床的方向压，把膝盖慢慢弯起来，弯曲至

90°的时候保持3～5分钟，慢慢恢复；然后正常的脚勾在患肢的脚后面，协助患侧小腿向上抬至120°～180°。进行重复练习，每天5～8次，每次5分钟。

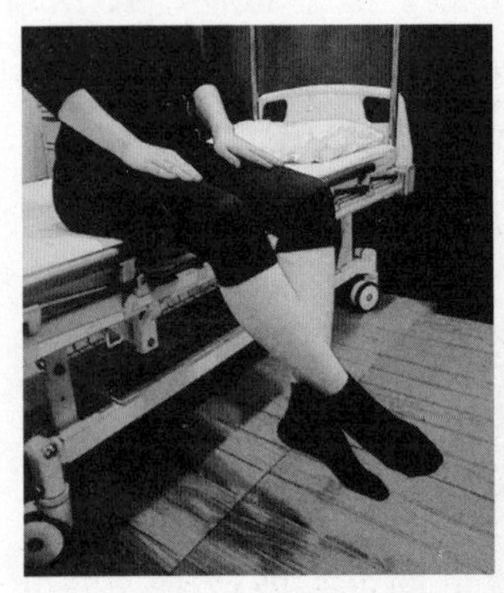
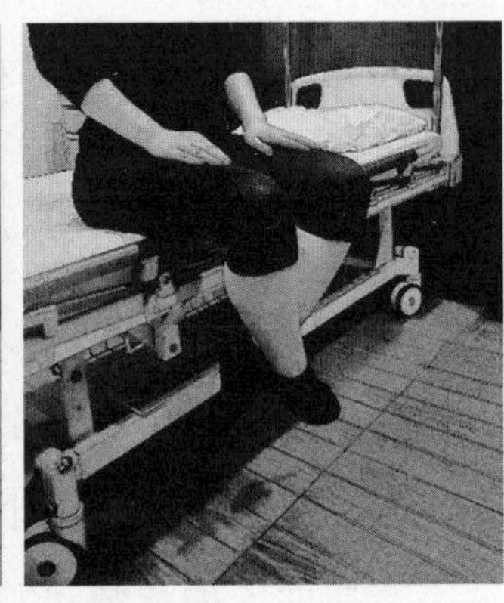

图7-2　坐位屈伸膝关节练习

③ 卧位足跟滑动运动（图7-3）

目的：进一步增加膝关节屈曲度。

方法：患者平卧位，健侧下肢伸直，患侧膝关节慢慢屈曲，使整个足部紧贴着床面向大腿根部移动，术后2周内膝关节屈曲至30°，术后2～4周内可逐渐弯曲至90°，保持10秒，每日3次，每次30～50组。

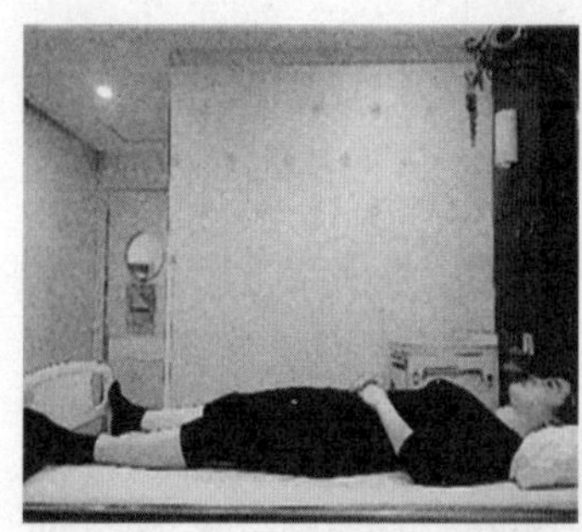
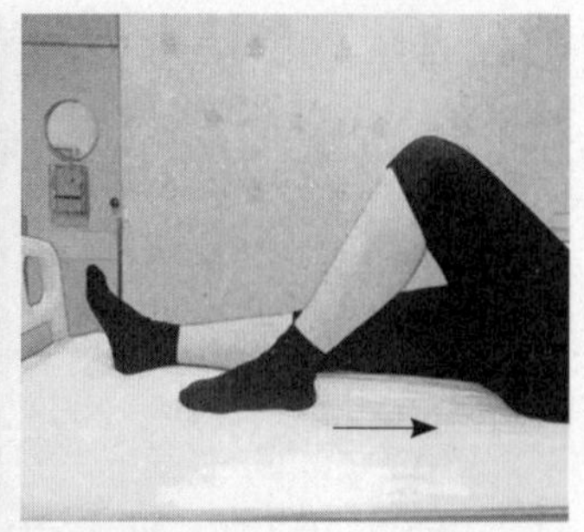

图7–3　卧位足跟滑动运动

（3）下地行走练习（图 7-4）

目的：进行步态练习，进一步改善关节活动范围。

方法：半月板较复杂的术式，术后 3 ～ 5 天可借助拐杖下地全负重行走，活动量应控制在每天 2 次，每次 10 ～ 15 分钟；术后 6 ～ 8 周可根

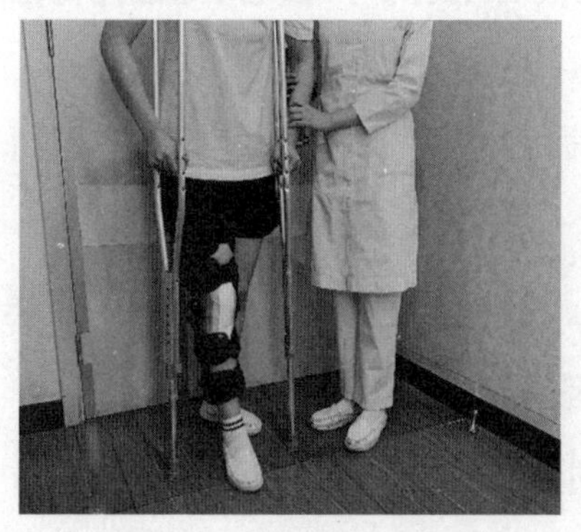

图7–4　下地行走训练

据患者耐受情况进行独立行走、奔跑等活动。半月板游离缘部分切除的病例，可允许早期活动及部分负重，应根据术中情况在主治医生的指导下进行个体化康复训练。

患者术后 3 ～ 5 天在耐受范围内建议在拐杖的保护下进行下地行走训练，加强行走步态训练，若使用单拐，可先迈单拐，再迈患肢，最后健肢顺势跟上；若使用双拐，可先迈患肢，再迈双拐，最后前移健肢。每天活动量以自己可承受范围为宜。训练时在旁人保护下练习行走，要循序渐进，切勿急躁。

61. 交叉韧带损伤术后怎么进行康复训练?

交叉韧带重建术后，早期开展训练对康复十分重要。一般当患者手术麻醉消退后，即可开始康复训练。前交叉韧带损伤重建术后需要患者术后进行的康复训练有：

（1）肌肉练习

① 踝泵运动练习（图 7-5）

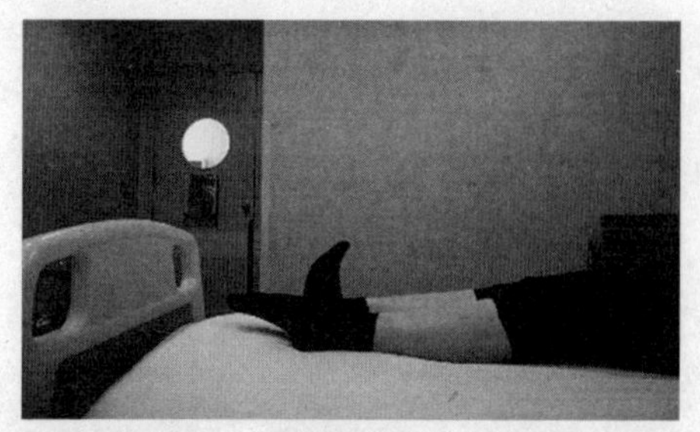

图7–5　踝泵运动练习

目的：可活动踝关节，促进患肢末梢血液循环，防止下肢静脉阻滞及锻炼小腿肌群。

方法：术后即可开始，卧位伸直膝关节，双踝放松，背伸踝关节，背伸时达到30°，坚持10秒；然后跖屈踝关节，跖屈时达30°，坚持10秒。每次30组，每天2～4次。

② 多方向直腿抬高训练（图7-6）

目的：可有效防止肌肉萎缩，对髌骨有提拉作用，防止关节粘连，预防下肢静脉血栓。

方法：术后第一天练习增加前方直腿抬高，术后两周可增加侧方及后方直腿抬高练习。患者用力收缩大腿前侧肌肉5秒后放松2秒，抬高15厘米左右，每次20组，每天3次。但注意量力而行，循序渐进。该练习需在术后三天患肢无明显肿胀

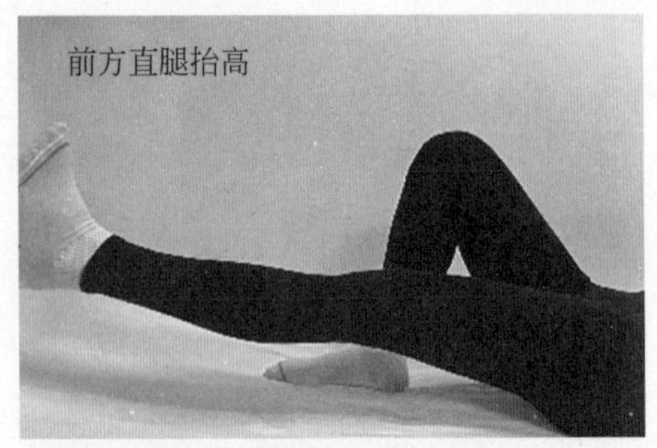

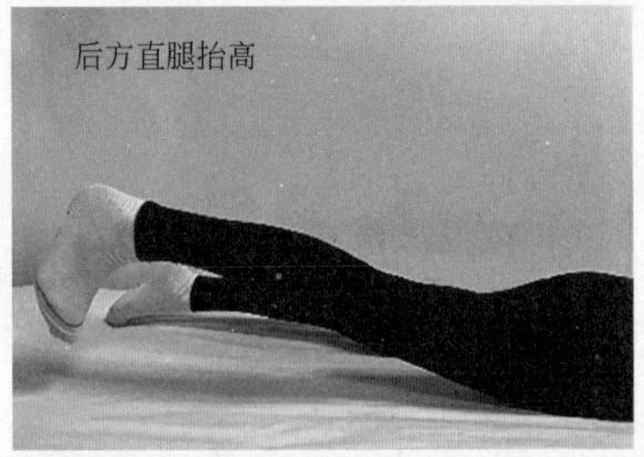

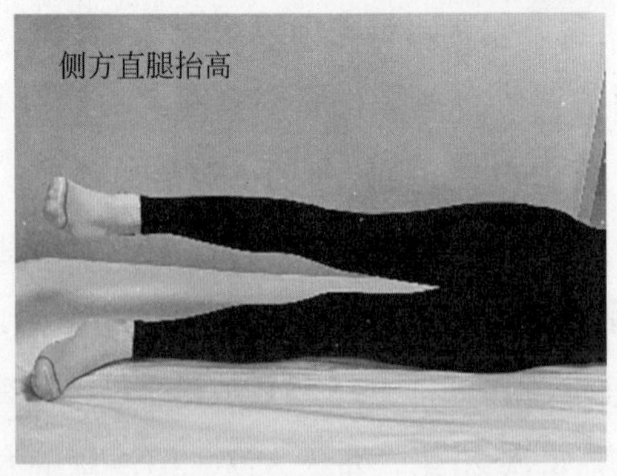

图7-6　多方向直腿抬高训练

的前提下进行。刚开始是可在旁人协助下进行，之后慢慢自行抬起，需坚持锻炼。

无论是踝泵练习、肌力训练还是直腿抬高训练，都属于肌肉力量练习。虽然强度高，但并不会让患者感到很痛苦。真正让患者头疼的是关节活动度练习。

（2）关节活动度练习　可进行慢慢跨步弯腿前进，因为害怕疼痛，很多患者不敢尝试跨步弯腿练习，导致弯腿进度较慢。要知道，进度慢会造成关节粘连，而粘连后会极大地影响关节功能，这时可能需要进行推拿，甚至做关节粘连松解术。如果完全不进行跨步练习，任由粘连发展下去，术后 2 ～ 3 个月，膝关节内的粘连就像涂了 520 胶水一样，完全掰不开了，那时患者疼痛感更甚。而在术后早期，关节刚刚“粘上”不久，进行弯腿练习后可以轻而易举地掰开。因此，晚痛不如早痛，早期进行关节活动度练习十分重要。

虽然锻炼关节活动度需要尽早开始，但并不需要过度地、高强度地训练。一般而言，膝关节屈曲练习一天只需练一次，甚至每 2 天练一次亦可，而且建议每次不要超过 15 分钟。而肌肉力量锻炼强调每天多次练习，越练习肌肉力量恢复得越好。但膝关节屈曲练习不同，练习过多，关节会出现肿胀、疼痛，之后关节变僵硬，活动度反而越来越小。总之，关节活动度训练需要尽早进行，但也不能过度刺激。可在术后第二天进行卧位足跟滑动运动，但仅限于单纯前交叉韧带重建术后。应根据具体手术情况在专业医护人员的指导下进行活动度训练。

（3）下地行走练习　术后第一天患者可撑双拐行完全负重，患肢可踩地；术后 6 周内逐渐弃拐（顺序：术后 4 周可拄双拐→单拐，拄拐在健侧→弃拐）。前交叉韧带重建术后一周内避免负重，第 3 周全负重并可弃拐，屈膝达 90°，第 4 周屈膝超 90°，第 6 周屈膝达 120°，第 8 周屈伸活动应至正常。

后交叉韧带比较特殊，对于行人工韧带的后交叉韧带重建术者，可以直接参考前交叉韧带重建术的康复训练去做，因为人工韧带即时的稳定性比较好。如果是自体肌腱的后交叉韧带重建术，相应的康复训练要变缓，术后需扶拐满 8 周。在术后 6 ～ 8 周的时候，膝盖再慢慢弯曲到 90°，不能过于激进。自体肌腱的后交叉韧带重建后的患者在使用保护支具的过程中，要在胫骨的后方垫毛巾或支撑垫来支撑胫骨，保证后交叉韧带能有一个比较稳固的愈合。后交叉韧带联合后外侧重建术后 3 周内应屈膝 30°固定，早期可立即开始股四头肌的肌力训练以避免肌肉萎缩。

62. 髌骨损伤术后怎么进行康复训练?

髌骨位于膝关节前方，股骨的下端前面，是人体中最大的籽骨，是膝关节的一个组成部分，可在体表扪及。髌骨的主要作用是增加股四头肌的力臂，减少运动中相对组织的摩擦，提高膝关节伸展的能力。髌骨骨折多见于青壮年，由直接暴力或间接暴力损伤所致。因手术情况各不相同，康复计划仅作为方向和方法性指导，最终意见以手术及康复医师为准。康复原则：循序渐进，切勿心急。

下面根据术后时间进程来介绍髌骨损伤术后的康复训练：

（1）第一阶段（0 ～ 3 周）

① 术后 1 天开始：抬高肢体可在患肢下垫一软枕，患膝冰敷。第一天控制出血，适量活动。在不引起疼痛的状态下进行膝部主动或被动运动以及主动踝关节活动。

a. 踝泵运动：目的及方法，具体可参见第七章第 2 个问题中“踝泵运动”内容。

② 术后第 2 天开始缓慢患膝屈曲训练（术后一个月达到 90°）

a. 卧位足跟滑动运动：目的及方法，具体可参见第七章第 1 个问题中“卧位足跟滑动运动”内容。

b. 拔除引流管后，在伤口不出血的情况下，可开始加大主动活动与膝关节主动屈伸。

（2）第二阶段（4 ～ 6 周） 继续与 0 ～ 3 周同样的训练，增加重复次数。锻炼次数可以增加每天 2 次，每次 10 ～ 20 组（在不疲劳的情况下）。

① 坐位屈膝训练：目的及方法，具体可参见

第七章第 1 个问题中“坐位屈膝训练”内容。

② 下地行走练习

a. 目的：帮助患者尽早恢复正常步态。

b. 方法：术后早期在医生允许下可开始在支具保护下进行步行训练，需控制行走时间，若出现明显的肿胀或疼痛，需及时休息。内固定患者一般 5 ～ 7 天可扶拐下地步行，髌骨粉碎性骨折患者须推迟下地步行的时间。

（3）第三阶段（7 ～ 12 周）

① 根据情况，继续前 8 周锻炼内容。

② 可在家庭进行跨步平衡练习至力竭，每一次比上一次多坚持 10 ～ 20 秒，每次 3 组，每天 2 次。

③ 在疼痛和关节渗出得出控制的情况下，逐渐回归功能性活动。

63. 人工全膝关节置换术后怎么进行康复训练？

在人工全膝关节置换术后开展康复训练的目的是达到预防术后并发症、改善膝关节活动范围和恢复步行能力的目的，使得手术的最终疗效达到了一个很高的水平。

下面根据术后时间进程来介绍人工全膝关节术后的康复训练：

（1）第一阶段（术后当天 1 ～ 2 天） 此期以主动活动为主，以促进血液循环，提高肌力，防止血栓形成和防止组织粘连为目的。进行康复运动时，要遵循“循序渐进，量力而行”的原则。

① 踝泵运动

目的：促进下肢血液循环，防止静脉血栓，锻炼股四头肌。

方法：具体可参见第七章第 1 个问题“直腿抬高训练”内容。对此动作无硬性要求，术后即可进行此主动运动，次数控制在患者自身可耐受的范围内即可。

② 膝关节伸直练习（图 7-7）

目的：增加膝关节的伸直角度，以恢复膝关节活动度。

方法：将腿伸直放在床上，用软垫垫于足跟处，并将双手放在膝盖上方，轻轻下压，使腿尽量伸直，每次维持 5 分钟左右，到患者不能忍受的疼痛程度为止。每日 2 ～ 3 次，每次 10 ～ 20 组即可。

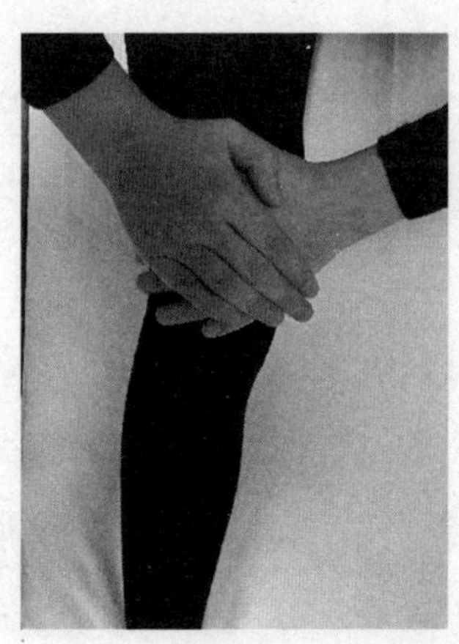

图 7–7　膝关节伸直练习

（2）第二阶段（手术后 3 ～ 14 天）　此期的重点是恢复膝关节活动度，至少为 0° ～ 90°；其次是肌力恢复锻炼。

① 直腿抬高训练：目的及方法，具体可参见第七章第 1 个问题“直腿抬高训练”内容。

② 关节活动度练习

目的：增加膝关节屈曲角度，恢复关节活动度，防止关节粘连。

方法：床上屈伸膝关节练习，保持脚在床上滑动并尽量屈曲膝关节。在屈曲90°时保持3～5分钟，然后伸直膝关节。每日3次，每次30～50组。

坐位屈伸膝关节练习：具体方法可参见第七章第1个问题“坐位屈伸膝关节练习”内容，每2小时一次，每次5～10分钟。

站立位屈膝练习（图7-8）：借助助行器或双拐平稳站立，尽量屈髋、屈膝，然后保持5～10秒钟，伸直膝关节。重复练习直到感觉有些疲劳。进行重复练习，每天5～8次，每次5分钟。

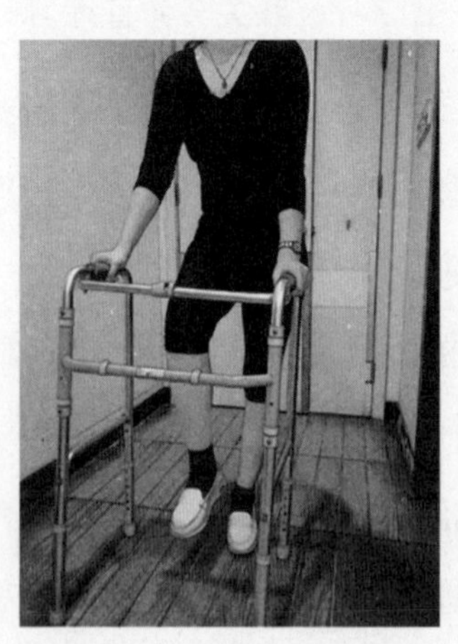

图7–8　站立位屈膝练习

（3）第三阶段（术后 2 ～ 6 周）　此期的主要目的是增强肌肉力量，保持已获得的膝关节活动度。

① 屈膝下蹲练习

目的：恢复膝关节功能，避免关节粘连。

方法：双手握床架或其他固定物，逐渐屈膝下蹲，要求膝关节屈曲达到或超过 95°。如患者体力不佳，可选择坐于床边，两手扶床，双下肢自然下垂，健侧足压在患侧小腿上，帮助膝关节尽量屈曲，屈膝角度逐渐加大，直至达到或超过 95°，每次屈膝到回标角度时应滞留 3 ～ 5 分钟再放松。在进行此训练时需有人在旁搀扶保护。每天练习 3 次，每次 20 组，坚持 5 ～ 7 秒，如有头晕不适情况，请及时停止。

② 下地行走练习

目的：恢复肌肉力量，加强行走步态训练，训练平衡能力，进一步改善关节活动范围。

方法：患者可使用助行器练习行走，先将助行器举起向前移动（20 ～ 30 厘米），患肢抬高后迈出半步，最后迈出健肢并与患肢平行。每日

3次，每次20米，可根据自身情况减少或增加行走距离。

康复训练的量应当由小到大，循序渐进，以不引起患膝不适为宜，避免跌倒。一些患者可能会出现膝关节酸痛，尤其是在白天较大的活动量后。这是康复过程中的正常反应，疼痛程度与术前膝关节的功能状态有关。可以口服或外用一些抗炎镇痛药物，抑制软组织水肿和疼痛，同时适当调整活动量。

避免过多的负重，并且避免在负重的情况下反复屈伸膝关节。通常术后10周可以脱拐行走，从事大多数日常活动。保持体重，避免骨质疏松。可以选择适当的活动以保持关节功能、控制体重，例如散步、游泳、骑车和跳舞。但对于爬山、爬楼梯或跑步等有损关节的运动，建议不做或少做。避免剧烈跳跃、急转急停。

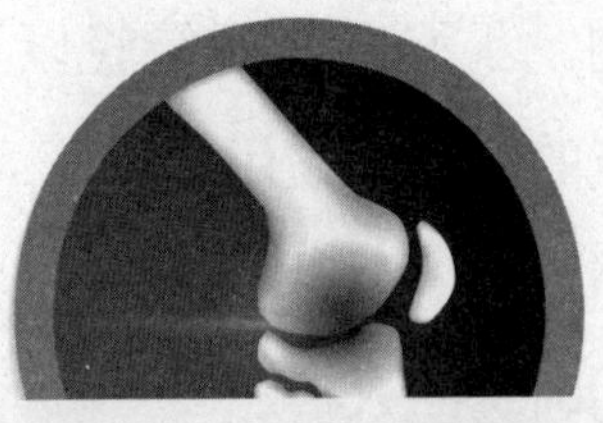

第八章 膝关节镜和人工全膝关节置换术后常用辅助器具的使用

64. 膝关节镜和人工全膝关节置换术后常用下地辅助器具有哪些?

辅助器具是指患病、带伤、残疾患者使用的辅助行走的工具，用于防止跌倒、补偿身体所缺失的、减轻身体负担等的一些医疗设备的名称。目前膝关节术后常用的下地辅助器具有：手杖、拐杖、助行器。

65. 膝关节镜和人工全膝关节置换术后下地如何使用手杖?

（1）定义　手杖通常是一根木质或金属棍子构成的辅助行走的简单器械。

（2）目的　于平衡障碍较轻以及在步行时需采取安全措施的人辅助使用。

（3）适用人群　适用于关节扭伤、站立姿势差、需要步行训练的人群。

（4）使用方法　持单侧手杖步行方式："三点步"（图8-1）和"两点步"（图8-2）。

①"三点步"方式：调整高度，身体直立，将手杖置于小脚趾前外侧约15～20厘米，紧实地接触地面。握紧扶手，用手臂的力量支撑身体（持手杖姿势）。第1步出手杖；第2步身体前倾将体重移动至单拐后，迈出患腿；第3步健侧下肢向前迈出，依次重复1、2、3步骤。应用于患肢可部分负重的患者。

②"两点步"方式：调整高度，身体直立，将手杖置于小脚趾前外侧约15～20厘米，紧实地接触地面。握紧扶手，用手臂的力量支撑身体。第1步手杖和患腿同出，第2步迈出健侧腿，依次重复，此种步态方式快于"三点步"，多应用于轻病例或恢复后期患者。

（5）注意事项　单侧下肢伤病需使用手杖时，

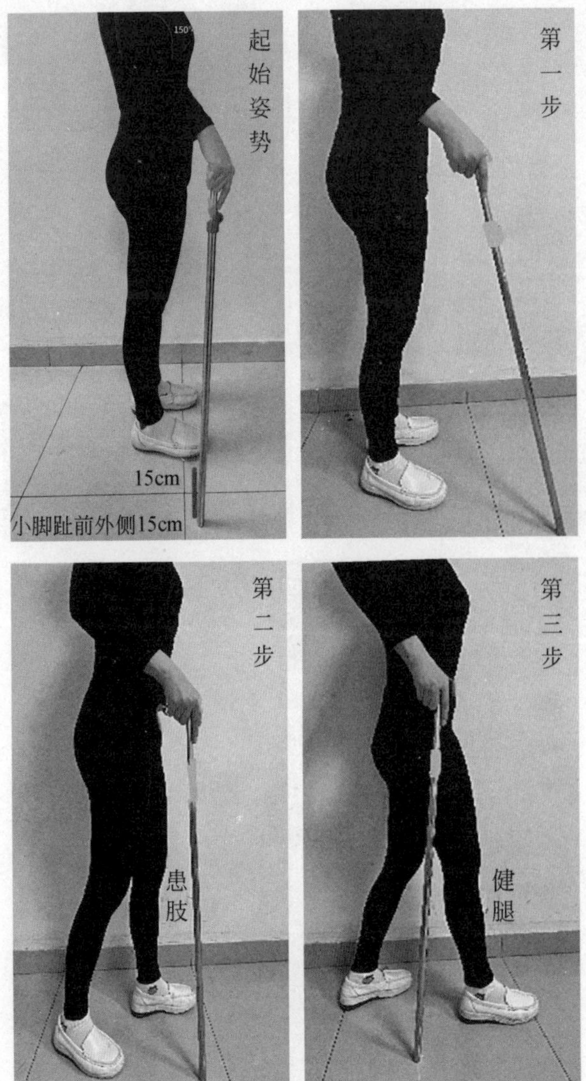

图8-1　单侧手杖“三点步”

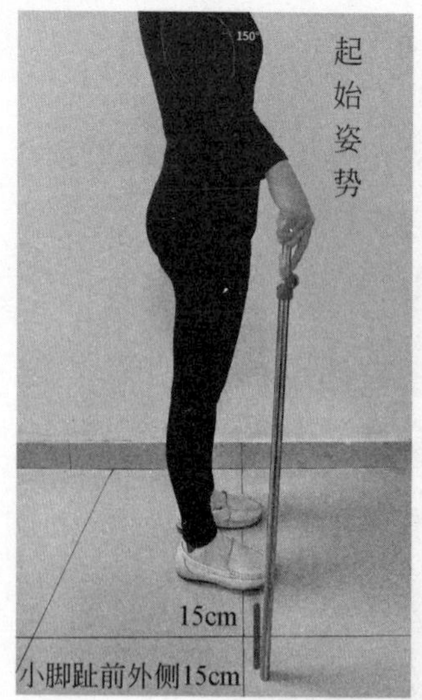

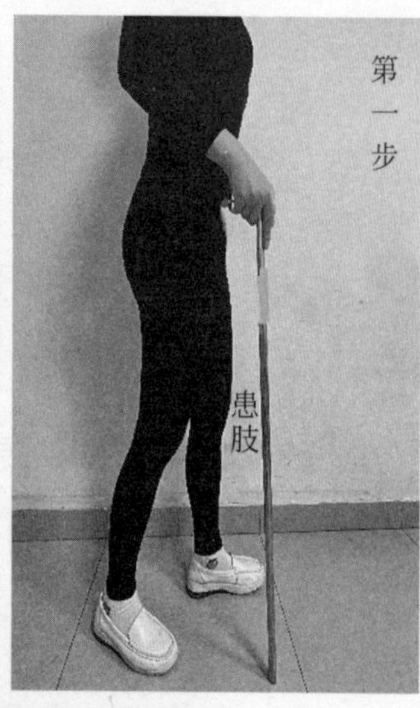

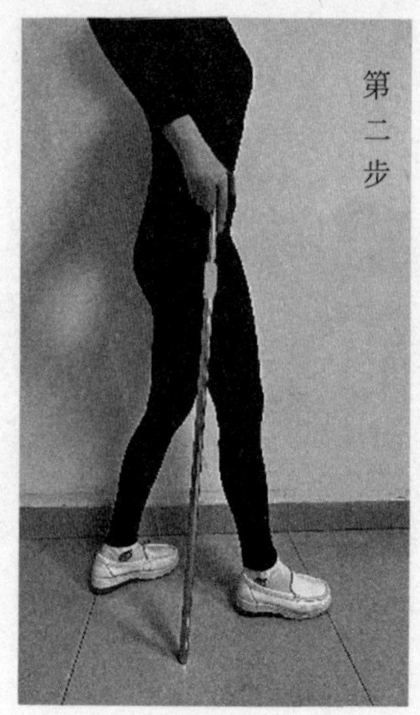

图8-2 单侧手杖“两点步”

应在健侧使用。有患者在使用时患肢无法负重，用健侧和手杖支撑全部体重跳跃一步，此种举动非常危险，并极不利于正常步态的恢复。

66. 膝关节镜和人工全膝关节置换术后下地如何使用拐杖?

（1）定义　拐杖为利用人体的腋下部位和手共同支撑的杖类助行器。

（2）目的　用于辅助上肢功能健全，下肢功能存在中度障碍的患者进行辅助行走。

（3）适用人群　适用于部分关节镜术后患者、下肢骨折或创伤患者等。

（4）使用方法　调整高度，拐顶在腋下 3 ～ 5 厘米，身体直立，将拐置于小脚趾前外侧约 15～ 20 厘米，紧实地接触地面，使用“两点步”（图 8-3）或“三点步”行走（图 8-4）。

①“两点步”：健侧（右侧）拄拐，握紧扶手，用手臂的力量支撑身体。第 1 步单拐与患侧下肢向前迈出；第 2 步身体前倾，使单拐及患侧下肢根据情况部分负重，同时健侧下肢向前摆出，使健

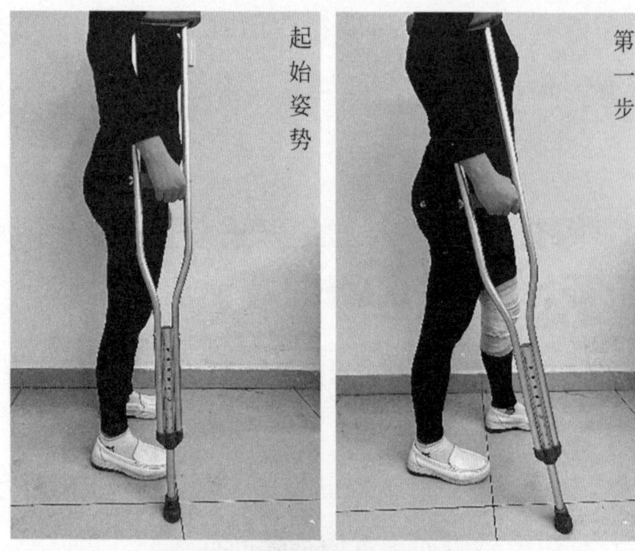

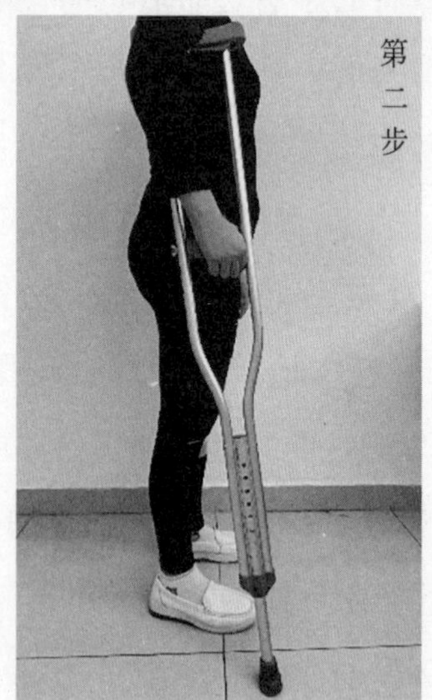

图8-3　单拐行走——“两点步”

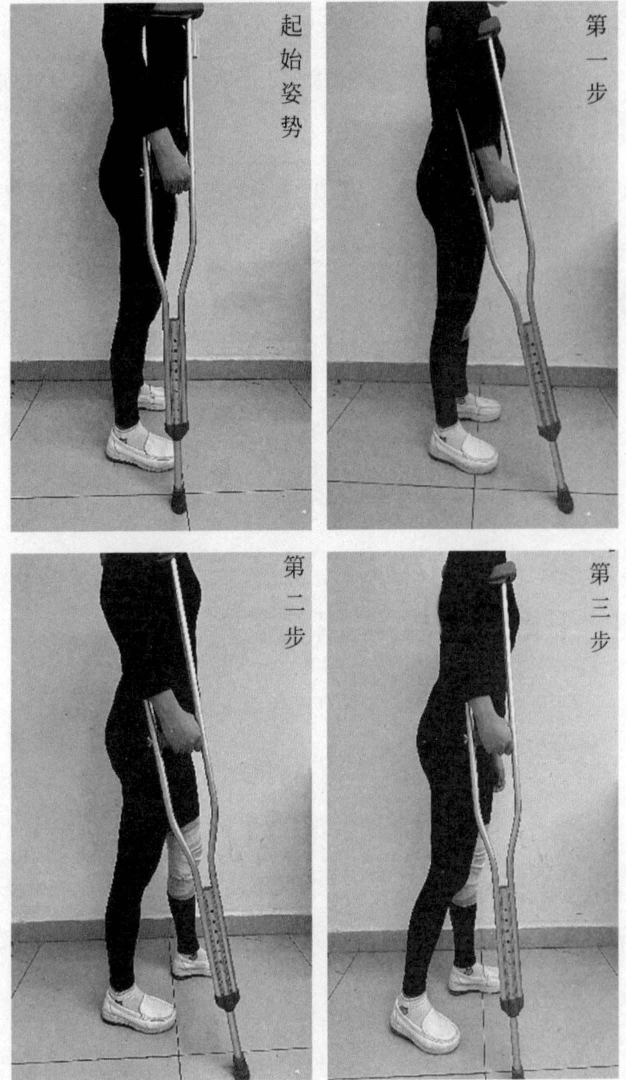

图8-4　单拐行走——“三点步”

侧足迈至邻近拐杖落地点。此为单拐“两点步”。

②“三点步”：掌握熟练后或肌力较好可稳定控制身体时，也可跨过拐杖落地点以加大步幅，如改为“三点步”，则第1步出单拐，第2步出患侧下肢，第3步身体前倾，健侧下肢顺势向前摆出。

（5）注意事项　调整拐杖高度，身体直立，切记不要将拐杖撑在腋窝下，以免造成腋窝软组织、局部血管和神经的损伤，并且会影响步态。

67. 膝关节镜和人工全膝关节置换术后下地如何使用助行器？

（1）定义　助行器是由三边金属框架组成的工具，可折叠，材质较为轻便。

（2）目的　通过机械的支撑，让腿脚不方便的老年人抑或者是行走不灵活的患者，用其来保持平衡并作为支撑，可以有效地保护患者不受到跌倒的伤害。

（3）适用人群　患有严重性骨关节炎的老年人、下肢肌力减弱的患者、因颅脑外伤导致平衡障碍以及全膝关节或者全髋关节置换术后患者等下地用来辅助行走的首选工具。

（4）使用方法

①“三步法”：第一步，抬头挺胸，双手同时将助行器举起向前移动1步（20～30厘米）；第二步，患肢抬高后迈出半步（约在助行器横向的中线偏后方）；第三步，迈出健肢并与患肢平行。见图8-5。

②“四步法”：第一步，将助行器举起向前移动1步（20～30厘米）；第二步，患肢抬高后迈出半步，至助行器横向的中线偏后方；第三步，患者再次向前移动助行器一步；第四步，双手臂伸直支撑身体，并迈出健肢，健肢位置应在患肢位置的前方，落在助行器与患肢之间。

（5）注意事项

① 每次使用助行器之前，应检查助行器是否稳定，橡皮垫、螺丝有无损坏或松动，以确保其安全性，预防患者跌倒。

② 保持地面干燥，走道通畅，以免患者滑倒或跌倒。

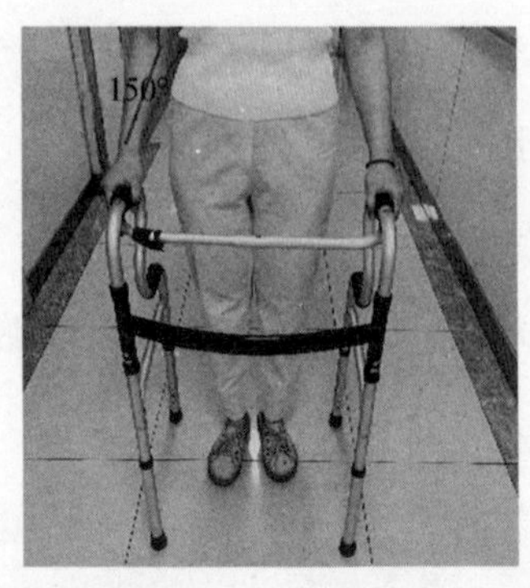

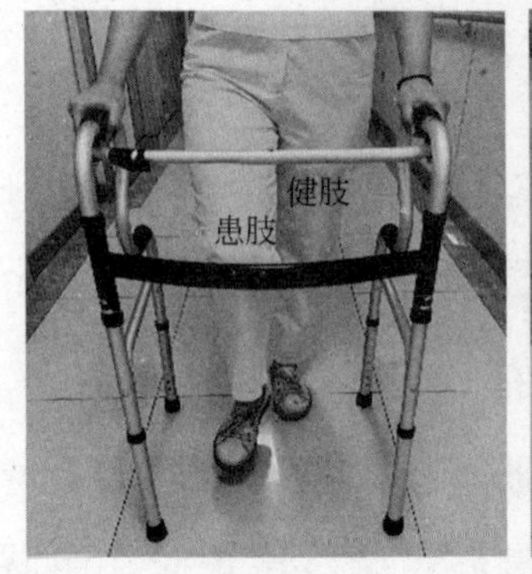

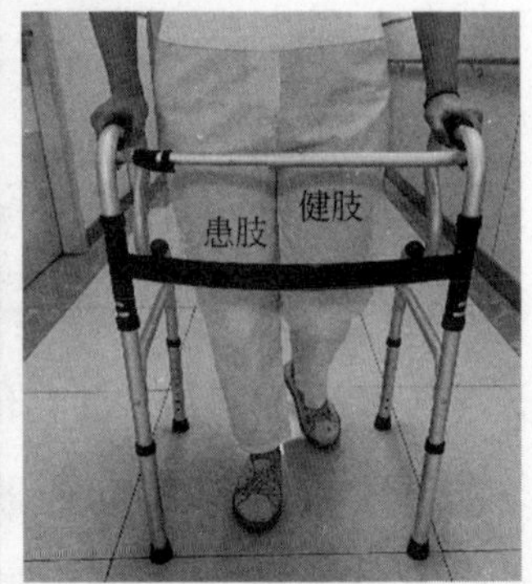

图8–5 助行器使用“三步法”

③ 患者应穿着长度合适的裤子以及防滑的鞋子，不宜穿拖鞋。

④ 患者第一次下床使用助行器，应由医护人员进行指导，以避免使用不当造成伤害。

⑤ 患者下床前应在床边坐 15 ～ 30 分钟（根据患者自身的情况可适当延长坐位时间）后方可

下床行走，以免发生直立性低血压导致跌倒。

⑥ 行走时患者应双眼平视前方，注意抬头挺胸收腹，步伐不宜太大，步伐以达到助行器的一半约 20 厘米为宜，太过向前容易重心不稳定跌倒。

⑦ 应循序渐进地增加行走的活动量。

⑧ 助行器不适合上下楼梯时使用。

68. 膝关节镜和人工全膝关节置换术后常用外固定辅助器具的种类有哪些?

膝关节手术后常用的外固定辅助器具主要包括：石膏、可调节膝关节支具（图 8-6)。

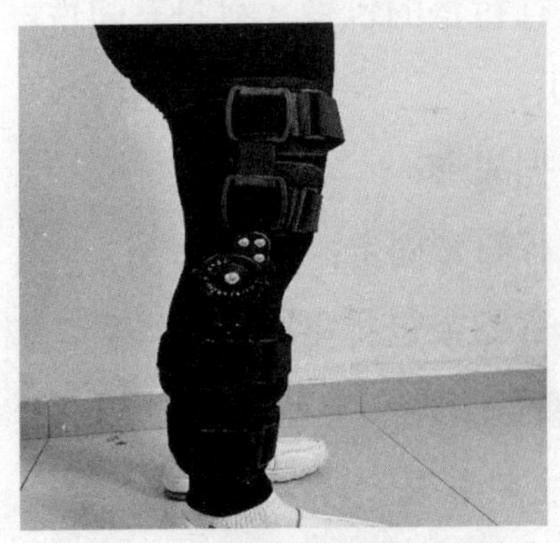

图 8-6　可调节膝关节支具

69. 膝关节镜和人工全膝关节置换术后如何用石膏进行外固定?

（1）定义　无水硫酸钙（熟石灰）吸水结晶后变硬，做成石膏绷带，经水浸泡后在肢体上做成石膏管形或石膏托的固定器具。

（2）目的　固定、保护骨折部位，防止骨折再次损伤、脱位；防止修复的肌腱、韧带肌肉再次拉伤等。

（3）使用方法

① 确定石膏的长短，可用记号笔标记，骨折需要跨过关节固定；

② 进行衬垫的包裹（衬垫有弹性，可对抗软组织肿胀）；

③ 塑捏成形；

④ 进行石膏固定；

⑤ 石膏绷带包扎完毕，抹平后，应在石膏上注明包石膏的日期和类型。

（4）注意事项

① 石膏固定后，尽可能抬高患肢，避免水肿

加重；

② 未进行石膏固定的部位，鼓励多进行运动；

③ 骨折后患肢的肿胀以及消肿都会带来石膏的大小不匹配，若长期使用石膏应及时更换石膏；

④ 若进行石膏固定的患肢有伤口，应注意监测自我体温以及石膏是否产生异味，时刻检查石膏内伤口是否感染。

70. 膝关节镜和人工全膝关节置换术后如何使用可调节膝关节支具?

（1）定义　可调节膝关节支具是一类应用广泛，固定膝关节上下两端，通过调节铰链来调节活动范围，从而把膝关节的活动限定在某个特殊角度或特定范围的外固定辅助器具。

（2）目的

① 固定、制动、保护、保持膝关节的稳定性。

② 减少膝关节活动对软组织、韧带的撞击，控制急性期无菌性炎症的发展，促进炎症、水肿的消除和吸收。

（3）使用方法

① 注意可调节膝关节支具的大小尺寸。

② 检查可调节膝关节支具的使用状态：沿着开口的方向推动旋钮就可以锁上角度调节盘（图 8-7）。通过设置旋钮来调整膝关节的屈伸活动（按医嘱调整角度）。

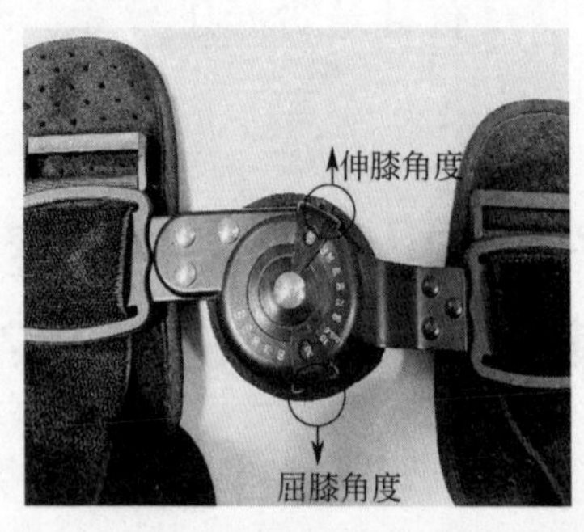

图8–7 可调节膝关节支具角度调整盘

③ 使铰链轴与膝关节活动轴在一条线上。

④ 调整和固定粘扣带，使其起到牢固固定的作用（调整粘扣带时，要从接近膝关节的两边开始固定，松紧以可伸入两指为宜）。

⑤ 根据医嘱调节合适度数。

（4）注意事项

① 一定要掌握可调节膝关节支具的使用方法、目的、作用及注意事项。

② 可调节膝关节支具必须在床上佩戴，将支具松紧度调节好后方可下床活动，上床后再将支具除去。佩戴支具位置要准确，松紧要适度，过紧易出现压伤，过松则达不到制动目的。

③ 注意观察可调节膝关节支具是否合体。固定襻带是否牢固，对软组织有无卡压，对皮肤有无摩擦等。观察肢体血液循环变化，如疼痛、肿胀、发绀或苍白、末梢麻木、肌肉无力等常为支具压迫或固定过紧引起。一旦发现则需去除支具。

④ 保护可调节膝关节支具有效固定，注意观察支具使用后的治疗效果，以便及时调整或更换新支具。

⑤ 注意皮肤的清洁与护理，每日擦洗穿戴支具的患肢，应坚持按摩支具着力部位，提高皮肤耐磨性。

71. 膝关节镜下单纯膝关节清理术或滑膜切除术或关节和韧带松解术或半月板修补术后适用辅助器具有哪些？如何使用？

膝关节镜是对关节内疾病进行检查、治疗的

一种手段，在关节镜下可利用不同术式，如清理术、滑膜切除术、关节松解术等，对各种膝关节损伤进行治疗。同时不同的术式也决定着术后适用的辅助器具和使用方法有所区别。

膝关节镜下的简单术式如单纯膝关节清理术、滑膜切除术、关节和韧带松解术、半月板修补术等，术后第一天即可全负重且无活动角度限制，无需任何器具帮助便可下床正常行走，行走时应少量多次，以不劳累为宜。

72. 膝关节镜下半月板缝合术后适用辅助器具有哪些？有何作用？如何使用？

（1）半月板缝合术术后适用辅助器具　可调节膝关节支具＋拐杖。

（2）辅助器具的作用　可调节膝关节支具用于限制膝关节活动度；拐杖用于减轻负重，练习行走，维持稳定，保护患者。

（3）辅助器具的具体使用方法

① 可调节膝关节支具：可调节膝关节支具由支撑架、角度调节盘和襻带构成，襻带是一边大，

另一边小，大腿直径相对较粗，小腿直径相对较细，可调节膝关节支具大的一边对着大腿方向，小的一边对着小腿的方向。把下肢放在可调节膝关节支具中间，髌骨处于可调节膝关节支具的中间位置，支具在髌骨相关的位置有标记点，上下位于膝关节的关节线处，前后位于肢体中间，不能偏前或偏后。在此基础上把膝关节左右侧支具边缘锁紧，通常在大腿方向有 2 ～ 3 根带子，在小腿方向有 2 ～ 3 根带子要逐渐收紧。

半月板缝合术后佩戴可调节膝关节支具时，需将半月板前角屈曲保持在 30°～ 90°，半月板后角屈曲小于 90°，即可调节膝关节支具应固定在屈曲 30°～ 90°，限制活动度 3 ～ 4 周，睡觉时可将支具摘掉。4 周后可拿掉可调节膝关节支具，支具摘除后建议患者听取专业医生的意见，开始进行下肢的肌肉力量练习和膝关节的功能锻炼，促进膝关节功能早日恢复。

② 拐杖：在佩戴可调节膝关节支具的基础上，半月板缝合术后第一天即可下地行走，但应部分负重，患肢脚尖可点地。此时可选用双拐辅助行

走，可先迈患肢，再迈双拐，最后前移健肢，此时可借助拐杖下地行走，完成生活必须活动，但注意下地行走时必须佩戴可调节膝关节支具。

73. 膝关节镜下前、后交叉韧带重建术后适用辅助器具有哪些？有何作用？如何使用？

（1）适用辅助器具　可调节膝关节支具＋拐杖。

（2）辅助器具的作用　可调节膝关节支具主要用于稳定关节，保护关节，防止二次伤害；拐杖用于下地行走时保持步态稳定，维持平衡。

（3）辅助器具的具体使用方法

① 可调节膝关节支具：交叉韧带重建的材料主要有三种，包括：自体组织、同种异体肌腱、人工肌腱，目前以自体组织和人工肌腱重建为主。根据重建选用材料不同，可调节膝关节支具的佩戴要求也略有不同。

自体组织的前、后交叉韧带重建术后，术后2周内应使用可调节支具稳定膝关节，此时应将支具调节至屈曲0°～30°，此后每周可增加15°

左右，术后 4 周可将支具调至 90°。睡觉时可将支具拿掉。根据手术情况，术后 6 ～ 8 周可将支具摘除。

人工肌腱的前、后交叉韧带重建术后相对于自体组织的重建术后，活动度限制较小，一般术后 4 周内可调节支具角度可在屈曲 0°～ 90°范围内进行活动，支具佩戴 6 周后即可视情况摘除。

② 拐杖：在佩戴支具的基础上，自体组织的前、后交叉韧带重建术后第一天即可下地行走，此时患肢应部分负重，脚尖可点地，行走时可选择双拐辅助。下地行走使用拐杖时注意不要跌倒，防止关节的二次损伤。术后两周后患肢可完全负重。

74. 膝关节镜下内、外侧副韧带重建术后适用辅助器具有哪些？有何作用？如何使用？

（1）适用辅助器具　可调节膝关节支具。

（2）辅助器具的作用　可调节膝关节支具主要用于稳定关节，起保护、支撑作用。

（3）辅助器具的具体使用方法　可调节膝关节支具：内、外侧副韧带重建术的材料目前以自体组织为主。单纯采用自体组织的内、外侧副韧带重建，术后2周内可调节支具可调节至屈曲0°～30°，之后每周增加15°左右，术后4周内屈曲可达到90°，防止术后关节粘连。术后8周可根据主刀医生医嘱判断是否将支具摘除。

75. 膝关节镜下自体组织的内侧髌骨韧带重建术后适用辅助器具有哪些？有何作用？如何使用？

（1）适用辅助器具　可调节膝关节支具＋拐杖。

（2）辅助器具的作用　可调节膝关节支具主要用于对重建韧带起保护作用，辅助支撑膝关节；拐杖主要用于下地行走时减轻患肢负重。

（3）辅助器具的具体使用方法

① 可调节膝关节支具：采用自体组织的内侧髌骨韧带重建，术后2周内可调节支具应固定在屈曲0°～30°活动范围内，此时内侧髌骨韧带压力最小。此后每天增加5°，术后4周逐渐达到

30°～90°，此后可视情况在医生的指导下逐渐放开活动度。

② 拐杖：在佩戴可调节膝关节支具的基础上，此手术术后可部分负重，在术后第一天即可下床行走。此时可选择单拐或双拐辅助行走。注意初期不得过多行走，否则极易引发关节肿胀和积液，影响功能恢复及组织愈合。后期根据自身情况及医生建议，来确定是否负重或弃拐。用拐前应注意：站直身体，双手握住拐杖手柄以支撑体重。调节拐杖到合适高度，拐杖顶部距离腋窝约 1 个拳头的大小，注意不是用腋窝顶在拐杖上。

76. 膝关节镜下胫骨结节截骨术后适用辅助器具有哪些？有何作用？如何使用？

（1）适用辅助器具　可调节膝关节支具＋拐杖。

（2）辅助器具的作用　可调节膝关节支具主要用于对膝关节起支撑作用；拐杖主要用于下地行走时代替患肢承担身体重量。

（3）辅助器具的具体使用方法

① 可调节膝关节支具：截骨术后患者术后2周内应将可调节支具位置固定在屈曲0°～30°，此时截骨面压力最小，在此范围内不会影响愈合。术后3周后可在医生的指导下进行关节活动度训练，在术后4周膝关节屈曲角度可达到90°，防止关节僵硬。

② 拐杖：此手术术后类似于骨折，需佩戴可调节膝关节支具进行固定后才能下地。术后6周内患肢不负重，以保护截骨面，防止骨磨损，造成二次伤害。因此下地行走时应选择双拐并佩戴支具。

使用双拐站立（图8-8）：①准备站立前，先确定椅子或床是否稳定牢固；②正常腿支撑在地面上，身体向前移动到椅子或床边缘；③将双拐并拢合在一起，用患肢一侧的手握住拐杖手柄，健侧的手扶住椅子扶手或床沿；④两手一起支撑用力，同时健肢发力站起，保持站稳；⑤双拐同时向前移动；⑥向前移动患肢，于双拐之间同一平面；再向前摆动健肢，放在双拐的前方；⑦不断重复，双拐→患肢→健肢。技巧：双腿跟着拐杖走，患肢先走，健肢跟上。

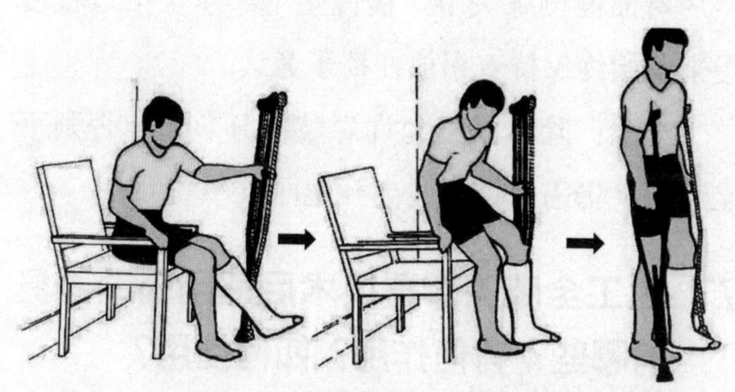

图8-8　使用双拐站立主要步骤示意

使用双拐坐下（图 8-9)：①身体向后慢慢退，直到健肢碰到椅子或者床边缘；②保持体重在正

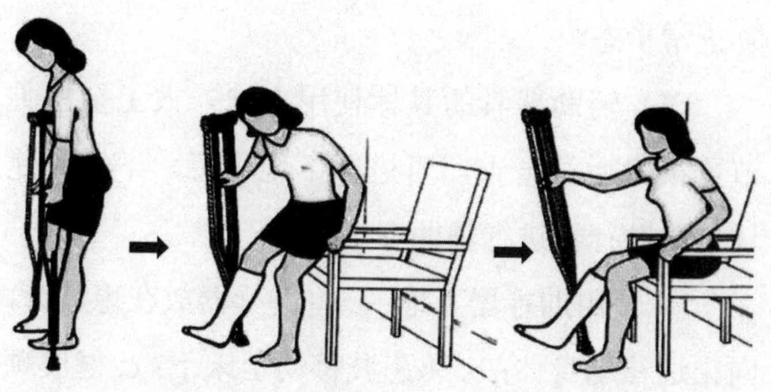

图8-9　使用双拐坐下主要步骤示意

常腿上，将双拐并拢合在一起；③用患肢一侧的手握住拐杖手柄，健侧的手放到椅子或床沿上，然后弯曲健侧膝关节，慢慢坐下；④坐下过程慢慢来，始终保持双拐放在椅子旁边。

注意：除非医生允许患肢部分负重，否则下坐过程，仍需保持患肢离开地面且不受力。

77. 人工全膝关节置换术后适用辅助器具有哪些？有何作用？如何使用？

（1）适用辅助器具　助行器。

（2）辅助器具的作用　防止跌倒、减轻身体负担、下地用来辅助行走、保持身体及移动平衡，能在术后最大限度地支持保护患肢，尽早恢复正常步态。

（3）辅助器具的具体使用方法　人工全膝关节置换术后第一天即可进行下地训练。下地时建议使用助行器进行辅助行走。

① 使用助行器下地：a. 将助行器放在患肢旁，向床边移动身体；b. 将患肢移动至床下；c. 健肢顺势移到床下，将身体转正，扶助行器站立。

② 使用助行器站立（图 8-10）：a. 先将身体挪到椅子或床边缘；b. 患肢在前，健肢承受身体大部分重量；c. 双手握住扶手，身体前倾；d. 起身，站稳，握住助行器把手，调整姿势。

要注意的是，在使用助行器站立之前，应先确认有无眩晕、乏力、心悸、胸闷等症状，如有此症状，则应停止站立。

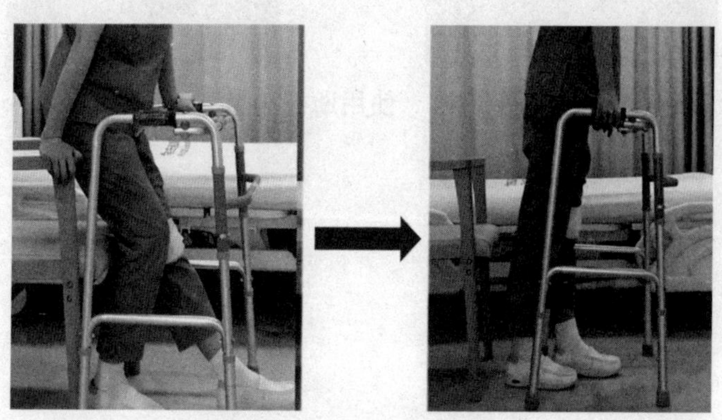

图8–10　使用助行器站立

③ 使用助行器坐下（图 8-11）：a. 坐带靠背带扶手的座椅或床沿，后退助行器直至感觉到腿的后方接触到座椅或床沿；b. 将手从助行器上解放出来后抓住座椅扶手或扶住床沿，支持并慢慢降低身体，保持患肢伸直在前方；c. 先弯曲健侧腿

向后滑动身体坐下，此方法同样可运用于如厕。

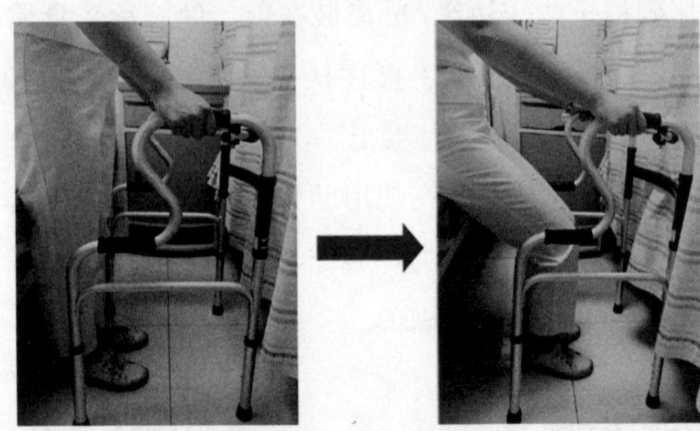

图8-11　使用助行器坐下

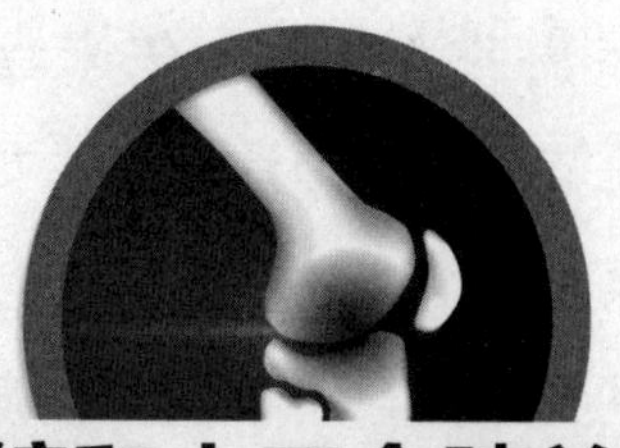

第九章 膝关节镜和人工全膝关节置换手术后及出院后常见问题

78. 出院后伤口依然疼痛怎么办？长期服用镇痛药会依赖吗？

人工全膝关节置换以后，有些患者会因为功能训练效果不佳，出现膝关节疼痛（图 9-1），甚至还有一部分患者膝关节活动灵活但也还有一些

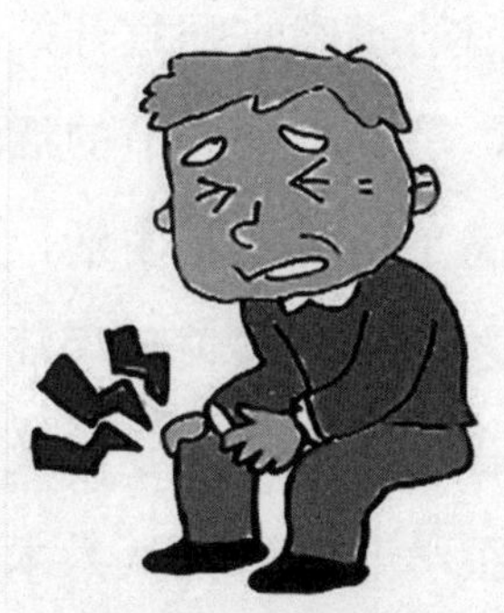

图9–1 膝关节疼痛

疼痛，这时候需要专业的医生来查找疼痛的原因。因为膝关节疼痛的原因很多，如果能查到原因，要针对原因采取一些措施，可以有效缓解疼痛；如果查不到原因，可以做一些康复训练。但是，膝关节人工关节置换术后有一小部分人会遗留膝关节的活动痛、负重痛、行走痛，这个时候可能就要把自己对手术结果的预期调整一下，及时到医院找专业医生来进一步解决。

人工全膝关节置换手术之后的疼痛是分时间段的，手术结束安返病房，麻醉药代谢之后，伤口会感到疼痛，一般持续一周左右疼痛就会逐渐消失，但是在做完手术之后，需要进行膝关节屈伸的康复训练，在康复训练过程和在下地走路过程中，因为周围的肌肉收缩且开始用力，会有一段时间的疼痛。等整个膝关节的活动范围恢复到接近正常，能满足正常日常生活，疼痛基本上就会消失。当然之前若是膝关节疼痛明显，活动范围受限明显，有可能术后恢复以及疼痛的时间会相对延长。现医学专家研究认为术后关节内部的炎症反应一般要持续 6 周以上，因此术后需常规每天按时服用消炎镇痛药物 6 周，目的是减轻关节置换术后的炎症反应，以利于关节功能恢复，另外也可以促进康复训练时达到效果。

很多患者担心成瘾而不敢使用镇痛药，使自身受到疼痛的折磨，实际上只要正确合理使用镇痛药是不会造成不良影响的。一定要在医生的指导下使用镇痛药，不要擅自更改使用的频率与剂量。并且在服药时注意寻找疼痛的原因，不能一味地单纯使用镇痛药而延误了病情。因此，对于骨科术后疼痛，只要正确合理使用镇痛药，是不会产生依赖性的。

79. 出院后关节肿胀、发烫是怎么回事？应该怎么处理？

在做完膝关节手术之后，很多人会发现出院一段时间了，膝关节仍有肿胀，因此在术后恢复过程中有很多人还是经常抱怨肢体肿胀，这是不是正常现象呢？又该如何处理呢？

这其实是正常现象，尤其是在活动后肿胀会更加明显，肿胀会随着时间的推移逐渐好转和消失，但这是渐进而缓慢的过程，人工全膝关节置换术后一般会持续1～2个月甚至更久的时间。可在晚睡时用软枕将患肢垫高（图9-2），促进肢体末梢血液回流，从而减缓肿胀；或者遵医嘱口服消肿药物来减缓肿胀程度。但是如果在康复过程中突然出现明显肿胀，休息2天且抬高患肢后依然不能缓解，那请务必重视并及时联系医生。

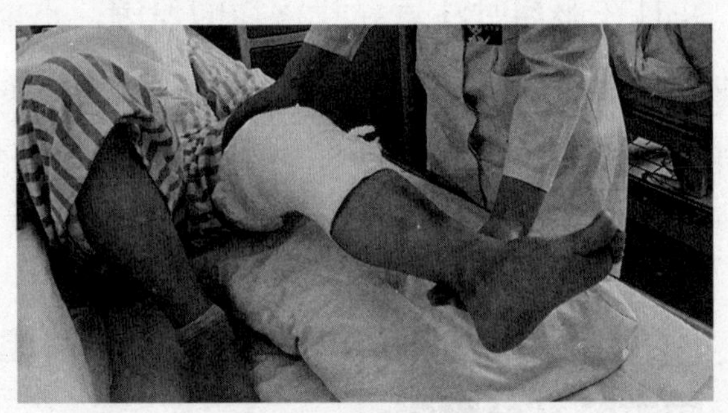

图9–2　患肢垫软枕

不仅有在出院后出现关节肿胀的情况，有些还会感觉自己的关节发烫，那么为什么会出现关节发烫？又该如何处理？

术后早期由于组织修复和无菌性炎症反应，伤口和关节腔内的创面在术后一段时间处于炎症水肿期，常常感到膝关节周围发烫，尤其是在康复训练后或者活动后更加明显，这是正常现象，不必多虑，在术后的 2 ～ 3 周内，建议不要过多地行走，也不建议长时间站立或静坐。日常必需的走动是可以的，休息时可以采取平卧位，将患肢用毛巾或软枕稍垫高，有利于膝关节的消肿。对于反应明显者，可以适当地予以冰敷逐渐缓解。

如果冰敷后效果不佳，可遵医嘱口服活血化瘀药物或外用消炎镇痛药物来缓解症状。

若手术切口处出现红、肿、痛伴皮肤发烫，且自身体温升高超出正常范围，这时候就要警惕是否是膝关节手术后的感染，要对这种情况予以重视并及时去医院就医，排除感染的发生并对症处理。

80. 出院后膝关节可以热敷吗?

出院后膝关节是可以热敷（图 9-3）的，但热敷时要注意时间节点，不可过早热敷，下面来具体介绍一下。

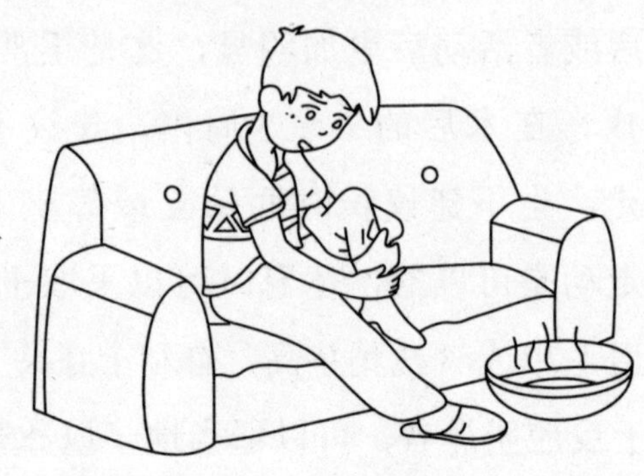

图9-3　热敷

热敷可减轻炎症，缓解疼痛改善膝关节功能。热敷会使局部体温升高，造成血管扩张，加快局部微血管血流及增加细胞膜的通透性，因此具有清除代谢物和提高氧浓度，并增加局部区域的代谢速率，促进愈合的效果。另外，热敷可以使组织黏滞性下降，有助于降低关节的僵硬程度，增加肌肉弹性。因此，临床上热敷多用于创伤的慢性期。

热敷的方法也非常多，可以用热毛巾、热水袋，也可以用热盐袋、灯照射，都可以达到解除痛苦、去除炎症、舒筋通络的目的。所以膝关节术后可以热敷。

但是要注意，若创伤仍处在急性期，例如人

工全膝关节置换术后 3 个月内、或膝关节术后感染者，膝关节及其附近的肌肉处最好不要使用热敷。3 个月之后可在预牵拉的肌肉部位给予热敷，可达到减轻疼痛及增加关节活动度的效果。一般热敷持续使用 15 ～ 20 分钟即有不错的效果，而在使用热敷包时，最好能用毛巾包裹，并适时翻开检查和散热，观察是否有不适症状，以避免烫伤。

81. 出院后膝关节外侧有麻木感是怎么回事?

人工全膝关节置换手术是常见的外科手术，具有较高的成功率，虽然绝大多数接受这种手术者都对手术结果非常满意，但术后也可能存在一些问题，如持续疼痛、膝关节僵硬等。其中一些可能的并发症非常严重，甚至需要再次手术，而一些并不严重的问题中，可能会产生困扰，就包括膝关节外侧皮肤麻木。

有些患者可能会因为出现一些“不正常”的现象，产生恐慌，如术后早期一些患者会抱怨膝关节外侧有麻木感，或者是问“为什么我的膝盖外侧感觉麻木，好像不是自己的肉？”下面我们来了解一下膝关节有麻木感的原因。

皮肤的感觉是由连接大脑和身体各部位之间的神经感受到的。神经系统的组成就像是一棵树，分布到皮肤的感觉神经就是这棵树的细枝末节，通路间任何水平的损伤都可能导致身体某些区域的异常感觉。

而在人工全膝关节置换术后，膝关节外侧偏下处会自觉麻木，其实这也是正常现象，目前还没有很好的解决方法。这是手术切口造成的，一般关节置换的切口是纵行的，而膝关节处的神经走向是从内到外，斜向膝关节外下方，所以在手术过程中需要切断膝关节隐神经的髌下支，这是一种感觉神经，切断后就会引起局部皮肤麻木不适。大约 50% 的人在手术后一年发现皮肤切口周围有麻木的症状，即便如此，最终也仅有不到 10% 的人受到这种症状的困扰。这会对膝关节的康复没有任何影响。

随着时间推移，麻木的范围会越来越小，程度逐渐减轻，并且这种麻木感一般在 3 ～ 6 个月会自行消失，因此不用过于紧张。

82. 术后关节无法伸直、屈膝不到 90°，该怎么办？

膝关节手术后关节无法伸直（图 9-4）是膝关节术后多见的症状之一，造成此情况往往与手术方式和患肢长期制动，以及手术导致患肢疼痛（图 9-5）抗拒做康复功能锻炼都有直接关系。

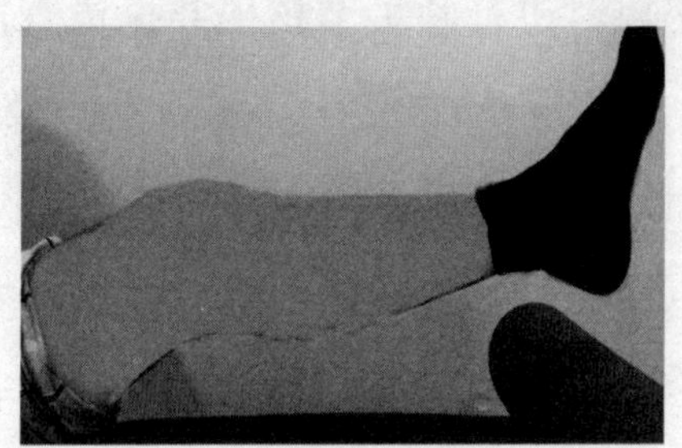

图9–4 膝关节伸不直

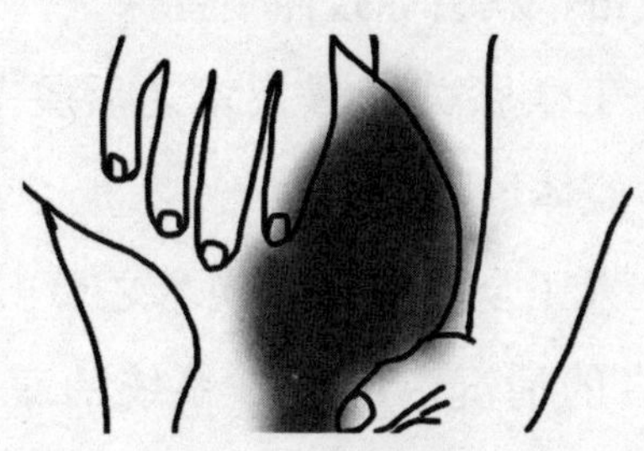

图9–5 患肢疼痛

手术方式造成膝关节无法伸直有以下几种常见情况：

（1）膝关节有骨折，在骨折内固定之后出现无法伸直，这种往往是由于关节内有游离骨块或者碎裂的半月板没有清理干净，引起关节交锁，可能会伸不直，也有可能是因为固定骨折块用的螺钉进入到关节内或者干扰前、后交叉韧带，导致关节伸不直，出现这种情况应该及时复查膝关节CT，必要时进行膝关节核磁共振检查，确定是否存在上述情况，如果有上述问题，及时处理，不会引起长时间的功能障碍。

（2）在关节内的前交叉韧带重建手术时，如果韧带重建的力线方向，走行方向不是非常接近解剖的结构，前交叉韧带在伸直时，与股骨的髁间窝形成撞击，就会导致伸不直。

（3）人工全膝关节置换术之后关节伸不直，可能是由于假体过紧。

为防止人工全膝关节置换术之后出现膝关节粘连和强直的情况，应做好系统的康复功能锻炼。康复功能锻炼方案的确定主要依据患者的病情和忍耐程度。过少的康复功能锻炼可能会导致膝关节的粘连和强直，过多的康复功能锻炼可能会导致患肢肿痛而引起不适。

如果在膝关节手术以后腿伸不直，屈膝不到90°（图9-6），需要根据膝关节粘连和强直的时间采取不同的方式处理：若在一个月内出现，通过康复功能锻炼还可以补救；如果术后2个月以上，出现通过膝关节康复功能锻炼效果不佳，需要考虑手术松解粘连。

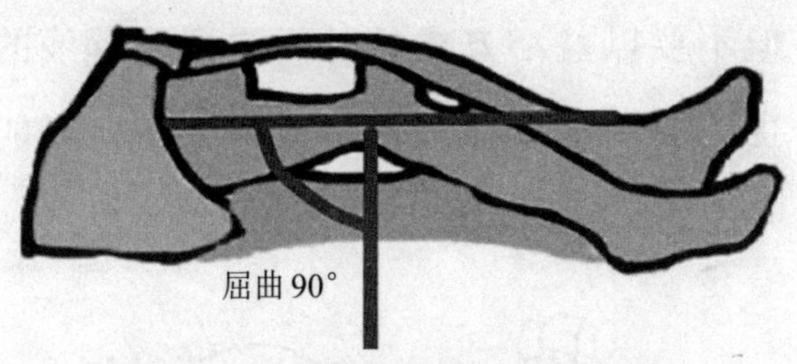

图9–6 膝关节屈膝不到90°示意

83. 术后多长时间伤口可以沾水?

膝关节镜手术的伤口仅仅是两个或多个1cm左右的小切口，手术后会有缝合或是美容胶布贴合，术后待拆线后 1 ～ 2 天后，伤口无渗血、渗液即可沾水（图 9-7）。人工膝关节置换手术的伤口要比关节镜长很多，约 20cm，出院后每 3 天左右到正规的医院或诊所做一次消毒处理，未拆线时应避免沾水，保持敷料干燥清洁。由于切口位于活动的关节处，所以拆线时间一般为出院 2 周左右，到医院拆除缝线或取下美容胶布即可。术后待拆线后 3 ～ 5 天，无特殊情况即可沾水。沾水后要及时擦干，防止伤口裂开或者再次发生感染。但不要以盆浴方式长时间浸泡刚拆线的伤口，也不要用毛巾擦洗伤口或揭去伤口上的结痂，应等待其自然掉落。

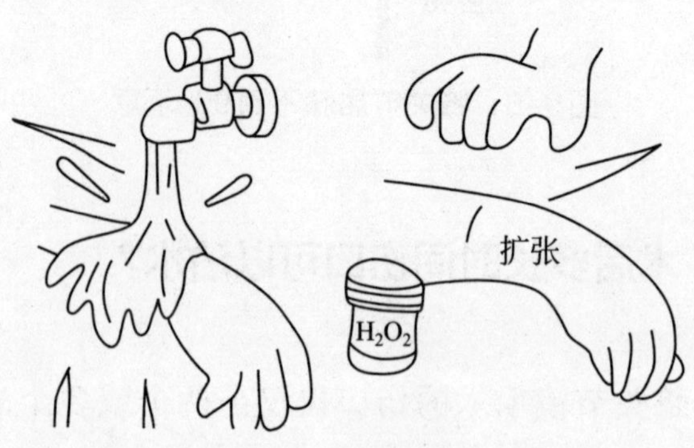

图9–7　伤口沾水

手术之后伤口过早接触水，最为直接的一个伤害是导致伤口感染。如果伤口比较表浅可以先用过氧化氢（双氧水）及生理盐水清洗干净，之后再用碘伏消毒。保持局部干燥和卫生，尽量不要接触水，一般来说容易恢复。如果是膝关节伤口感染化脓很严重，尤其是比较深的伤口，要及时到医院处理。

如果不及时处理可能会引起膝关节出现化脓性骨关节炎。局部也需要及时清理干净，然后给予碘伏消毒，同时给予头孢菌素类药物等抗生素进行抗感染治疗。伤口感染者往往伴有全身发热、全身不适、食欲减退、精神萎靡及乏力等。局部表现为：膝关节周围发热、红肿、疼痛，切口有渗出液，压痛明显，膝关节活动受限等。化验室检查，比如 C 反应蛋白、血常规、血沉等指标都可能出现异常。

84. 出院后如何预防术后伤口感染?

手术后如果不注意清洁伤口，有细菌滋生就

会使伤口感染，感染后在皮肤局部会出现红肿、发烫伴有疼痛等反应，会有浓稠或稀薄的脓液流出，脓液中有着坏死的白细胞、细菌和渗出的组织液，这是一种严重的炎症反应，需要及时处理。

术后预防感染，患者可以通过以下几个方面注意：

（1）注意清洁伤口，定期更换敷料　手术后每 3 ～ 5 天需要去正规医院或诊所换药，切记不可在家自行更换：用棉签蘸取碘伏擦拭伤口周围的皮肤，由内向外擦拭，清理伤口周围 5 ～ 10 厘米区域，观察伤口，如果有红肿、发热、渗血、渗液就要及时去医院就诊。

（2）加强饮食，禁烟禁酒　术后应当多进食肉、蛋、奶等优质蛋白质食物，有利于伤口恢复，切勿吃辛辣、油腻、腥的食物，切勿吸烟、饮酒，不利于伤口的恢复。如患有糖尿病，应严格控制血糖，能够加快伤口的愈合。保持愉快的心情，放松心态，伤痛恢复可达到事半功倍的效果。

（3）如发现伤口有化脓性感染迹象，请立刻联系医生，在医生的指导下及时到医院就诊处理，切勿拖延，以免伤情加重甚至恶化，导致不可挽回的损失。

85. 术后何时需要复查？

对于膝关节镜术后患者，建议术后1个月、3个月、半年各复查一次。而人工全膝关节置换术后需要系统复查，如无意外情况，除术后1个月、3个月、半年外，术后1年时应再复查一次，且以后每年或每两年都应到医院复查。

复查时，医生需要检查膝关节的稳定性，是否出现有松动、脱位等情况；而且，需要进行膝关节X线检查，可以观察人工假体的位置。还需在复查时要指导患者，进行膝关节部位功能锻炼，比如可以进行下肢肌肉等张收缩练习，进行下肢深蹲锻炼，或者是取仰卧位，做下肢交替蹬自行车的动作。检查患者目前功能恢复情况，疼痛的缓解情况，以及有没有其他伴随的一些问题。如果没有的话，人工全膝关节置换术后患者建议每年复查，至少两年复查一次，以了解膝关节使用情况，和膝关节可能存在的潜在危险，并采取一些措施，防患于未然，可以使人工全膝关节置换术后的疗效更加长久、更加有效。

86. 出院后出现哪些情况应及时到医院就诊？

术后出现以下情况应及时到医院就诊：

（1）手术后早期出现膝关节持续明显疼痛且不缓解　手术后早期出现轻度疼痛为正常现象，如果疼痛程度重且不缓解，则需考虑为异常情况，请及时就诊。

（2）患肢小腿突发肿胀（图 9-8），伴或不伴皮下出现“蚯蚓样”血管　术后深静脉血栓形成

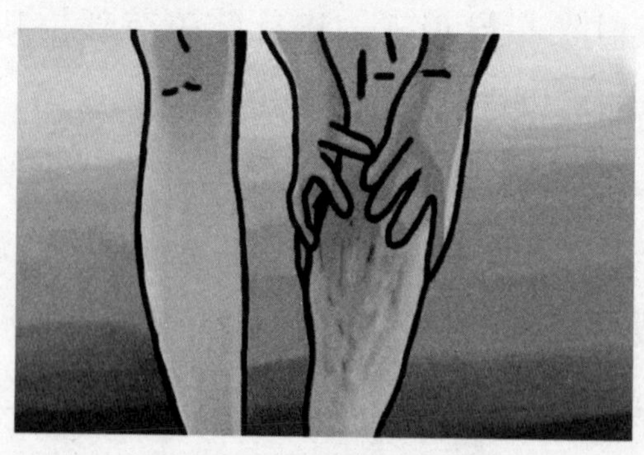

图9–8　患肢肿胀示意

为严重的术后并发症，可出现上述症状，血栓脱落可引起肺栓塞，严重时危及生命。如出现可疑症状，请避免患肢进行剧烈活动和按压患肢，应及时就诊。

（3）手术后膝关节出现红、肿、热，且有加剧倾向　术后短期或远期均可能出现感染，主要表现为红、肿、热，伤口表面有皮肤溃烂、流脓（图 9-9）。术后感染为关节置换较为严重的并发症，如出现相关症状，请及时就诊。

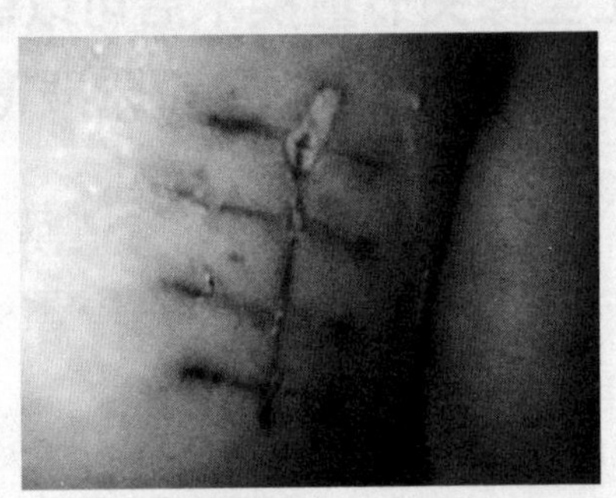

图9–9　伤口流脓

（4）手术后出现膝关节不稳，活动障碍　手术后中远期可能出现假体周围骨折（图 9-10）、假体松动等情况，在骨质疏松患者更为常见。如出现上述症状，请及时就诊。

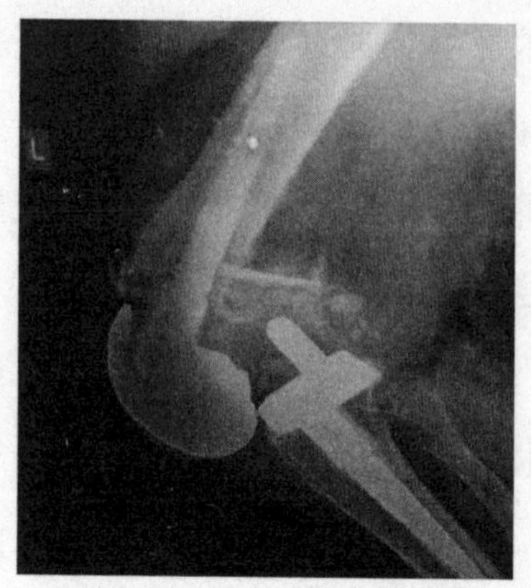

图9-10　假体周围骨折

87. 人工全膝关节置换术后可以做核磁共振（MRI）检查吗？可以乘飞机吗？

人工全膝关节置换术后可以做MRI检查（图9-11），也可以乘坐飞机，具体原因下面详细介绍一下：

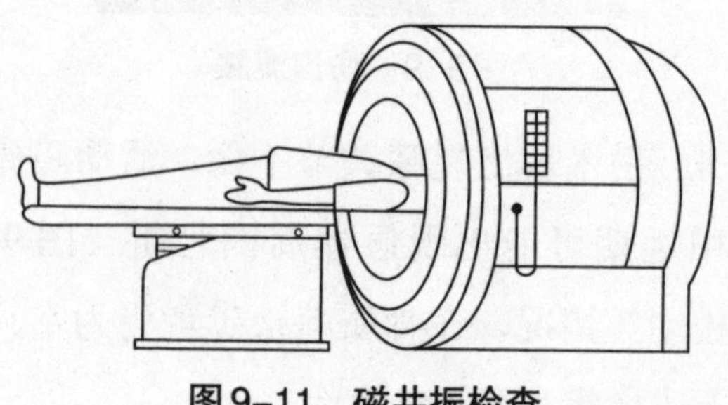

图9-11　磁共振检查

核磁共振（MRI）是一种对身体无害的影像学检查方法，原理是利用磁场力成像，具有图像清晰、检查软组织效果好等优点，是某些疾病诊断的最佳影像学证据。检查之前患者要摘掉身上的金属饰品，包括手表、钥匙等，佩戴有活动金属假牙的患者须将活动假牙摘下。以下人群是不可以做核磁共振的：

（1）安装心脏起搏器者。

（2）有或疑有眼球内、内耳内（人工耳蜗）金属异物者。

（3）动脉瘤夹结扎术者。

（4）有生命危险的危重患者。

（5）幽闭恐惧症患者。

（6）怀孕不到3个月的孕妇等。

金属植入物因有磁场可能会发生移位或转向，可以使MRI发生位置变化；也可能导致如心脏起搏器等植入物的功能紊乱或丧失；因为会有金属物发热现象。可能会有局部升温；金属物会产生伪影，影响图像清晰度，导致医生无法正确读片并诊断。

但是，关节置换术后是可以做核磁共振（MRI）的，这是为什么呢？

目前临床应用的人工关节假体材料大多数为合金材料，如钴铬钼、钛合金、陶瓷、高分子聚乙烯、聚甲基丙烯酸甲酯（俗称骨水泥）、医用不锈钢等。其优点就是无磁力或磁力弱，在常规核磁共振（MRI）检查下是安全的。因此关节置换术后，不会影响关节局部和其他部位的 MRI 检查。

有很多患者由于是异地手术，或者术后需要乘坐大众交通工具去工作、旅行等，肯定会产生疑问，人工全膝关节置换术后可不可以乘坐飞机呢？当然是可以的，只要在乘坐飞机时将医生开具的有效诊断证明或手术证明提供给机场工作人员，顺利通过机场安检，就可以乘坐飞机了。

88. 如何自我保护人工膝关节？如何延长人工膝关节使用寿命？

人工膝关节假体在植入后的使用寿命是有限的，一般为 10 ～ 20 年。在做了关节置换手术之后，都希望尽可能延长关节的使用寿命，但是该怎么做呢？人工关节的寿命一般取决于医生和患者两方面，医生一方，要保证手术操作无误，假体类型和固定类型选择适当，指导患者康复训练等，而患者自己需要在今后漫长的生活中注意保护，这样才能保证甚至延长人工关节的寿命。就对患者而言，给出如下建议：

（1）减肥　髋、膝关节承受的力量大部分是人体的重力，所以减轻体重能减轻对关节的压力，减少磨损。

（2）锻炼肌肉力量　良好的肌力不仅能使关节活动自如，而且能在一定程度上减少关节受力。平时可坚持肌肉收缩、直腿抬高练习，加强股四头肌力量。

（3）保持正常的步态　正常的步态能够使关节面保持足够的接触面积，均匀受力，这样就不至于使力量过于集中在某些区域，加重磨损。所以在站立时，必须保证腿伸直，走路时要迈开大步，不能蜷着腿走路。

（4）避免大量和高难度活动　做了关节置换

手术者，应该减少活动量，尤其是老年患者，这就像是坐椅子，安安稳稳地坐上去，椅子能用十年，但是坐上去之后来回“晃荡”，恐怕很快就会“散架”。平时可以骑车、散步、游泳等，老年人可以练练气功，避免长时间行走、站立，避免蹲起动作，尽量不要快跑、爬山和完成一些复杂的动作，这样就能减少关节松动的发生，也减少磨损。

（5）避免感染　人工关节植入后，对于人体来说毕竟是异物，在这里血流不畅，细菌容易存留，发生感染。一旦人工关节发生感染，寿命就大打折扣，有时候甚至不得不把假体取出来，冲洗关节后才能控制感染，所以不光是手术后早期，而且以后的生活中也要警惕感染。一有任何身体不适，就要及时就诊，必要时预防性地服用抗生素，像拔牙这样的侵入性操作也需要注意，不让细菌有可乘之机。